养生茶饮 对症喝茶

张 晔 编著

中国轻工业出版社

图书在版编目（CIP）数据

养生茶饮　对症喝茶 / 张晔编著 . -- 北京 : 中国
轻工业出版社 , 2025.2. -- ISBN 978-7-5184-5086-2

Ⅰ . R247.1；TS272.5

中国国家版本馆 CIP 数据核字第 2024YX6611 号

责任编辑：何　花　　责任终审：劳国强　　设计制作：悦然生活
策划编辑：付　佳　　责任校对：朱燕春　　责任监印：张京华

出版发行：中国轻工业出版社（北京鲁谷东街 5 号，邮编：100040）
印　　刷：北京博海升彩色印刷有限公司
经　　销：各地新华书店
版　　次：2025 年 2 月第 1 版第 2 次印刷
开　　本：710 × 1000　1/16　印张：9
字　　数：160 千字
书　　号：ISBN 978-7-5184-5086-2　定价：39.90 元
邮购电话：010-85119873
发行电话：010-85119832　010-85119912
网　　址：http://www.chlip.com.cn
Email：club@chlip.com.cn

序

提起茶，大多数人会想起碧螺春、祁门红茶、铁观音、茉莉花茶……其实，茶的世界不只有绿茶、红茶、乌龙茶等传统茶，芬芳的花草茶、健康的五谷蔬果茶等都是养生佳饮。不同茶饮食材，只要科学配伍，就有可能泡出功效各异，适合不同人群和不同季节饮用的茶。

茶饮养生不受时间、场地的限制。如果你是忙碌的上班族，可以在办公室冲泡；如果你经常出差或者是个旅游爱好者，可以将食材按照配方制成小茶包随身携带，随泡随饮。

本书介绍了140多道茶饮配方及其泡饮方法，除了传统茶、花草茶、药草茶、五谷蔬果茶、凉茶，还有特色下午茶和待客茶，泡茶材料基本可在超市、茶叶店、中药店和网店购得①。

与此同时，全书按照养生、祛病、保健来划分章节，有针对不同体质的，有针对日常保健和不适病痛的，还有专为女性推荐的茶饮。书中的茶饮成品图均是实际冲泡后拍摄，各配方中的食材图也均是按照实际分量称重所得②。

希望这140多道茶疗方，能为你的健康加分。

注：①书中材料，除特别注明的，均为干品。
　　②书中分量，除特别注明的，均为1人份。

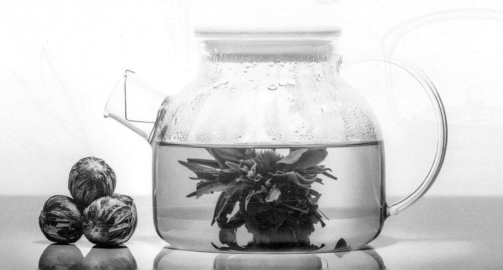

目录

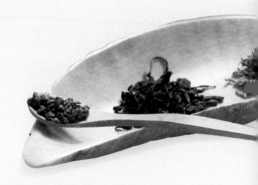

Part 1 特色简易茶饮
一学就会

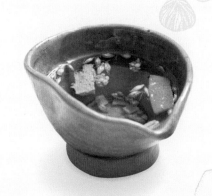

Part 3 日常保健茶饮
小茶方大健康

Part 5 女性专属茶饮
喝出好气色

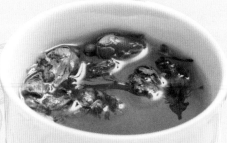

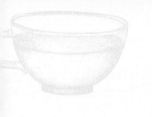
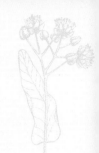

Part 6 四季茶饮
顺时养生促健康

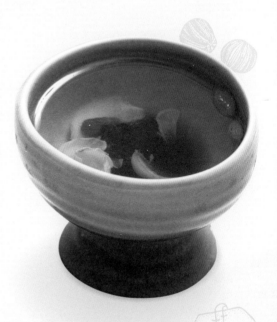

茶饮茶疗家中学

养生茶饮的种类

茶饮的品种十分丰富，从养生保健的角度，中国的养生茶饮分为传统茶类、花草茶、药草茶、五谷蔬果茶等，每种茶饮具有各自特点和养生功效。

传统茶类

我国是茶的故乡，茶树品种繁多，制茶工艺不断发展，形成了丰富多彩的种类，基本分为绿茶、红茶、乌龙茶、黑茶、黄茶、白茶六大基本茶类和再加工花茶。

中国茶类	基本茶类	绿茶	西湖龙井、碧螺春、黄山毛峰、蒙顶甘露……
		红茶	祁门红茶、滇红、正山小种、红碎茶……
		乌龙茶	铁观音、阿里山乌龙、冻顶乌龙、凤凰单丛……
		黑茶	安化黑茶、六堡茶……
		黄茶	君山银针、霍山黄芽、蒙顶黄芽……
		白茶	白毫银针、白牡丹……
	再加工茶类	花茶	茉莉花茶……

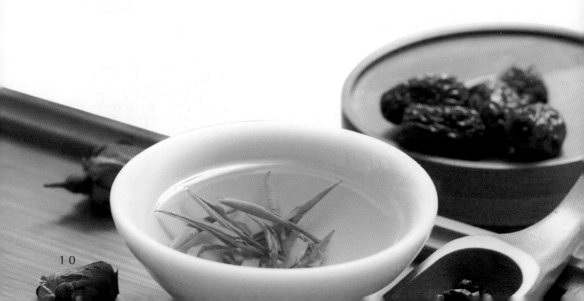

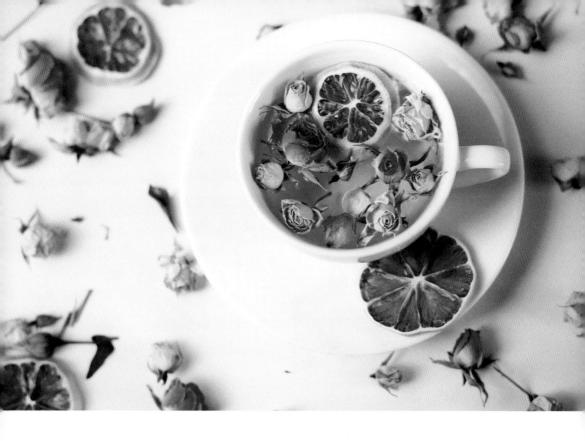

花草茶

近年来，花草茶备受女性的青睐，自古就有"女人饮花""花养女人"的说法。花草茶最初从欧洲传过来，它并不是用茶属植物冲泡，而是用植物的花朵或根、茎、叶等部位加水煎煮或冲泡而得的饮料。花草茶是一种天然饮品，含有丰富的维生素，不含咖啡因，具有一定的美容护肤功效。不仅如此，饮用花草茶还可怡情养性，让人享受一种优雅浪漫的休闲情调，因此它通常以下午茶的方式流行。

常见食材：玫瑰花、茉莉花、玫瑰茄、桂花、菊花、薰衣草、洋甘菊等。

养生功效：护肤美容、舒缓压力、缓解疲劳、改善睡眠质量等。

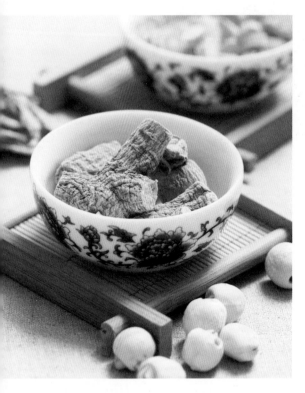

药草茶

药草茶是以中草药冲泡或煎煮而来的茶，材料主要是草本植物的茎和叶。药草茶多是几种中药搭配而成，配伍方法有很多，可以根据不同的身体状况和药性灵活配制。

常见食材：杜仲、黄芪、当归、西洋参、枸杞子、五味子、决明子等。

养生功效：散寒解表、清热泻火、利水化湿、理气、消食、活血化瘀、止咳平喘、养心安神等。

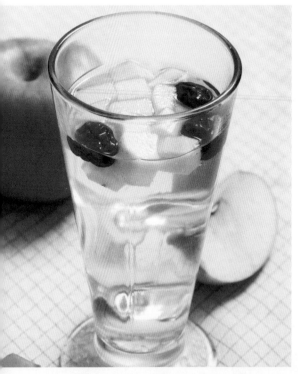

五谷蔬果茶

日常饮食中的五谷杂粮及蔬菜、水果、坚果等也可以加入茶饮中，调配成独具风味和养生功效的五谷蔬果茶。这些食材既易买易得，又天然养生，还能调节口感。

常见食材：绿豆、杏仁、红枣、核桃、柠檬、橙子、菠萝、苹果、黄瓜等。

养生功效：增强免疫力、开胃、解郁等。

各类茶饮的选购及保存

找到了好的茶饮配方，下面开始进行原材料选购吧！不要小看了选购环节，原材料的品质好坏会直接影响茶饮的调养功效。以下针对传统茶类、花草茶以及药草茶分别简述其选购时的注意事项。

传统茶类选购

我国是茶的故乡，茶树品种繁多，制茶工艺历史悠久且不断发展，形成了丰富多彩的茶类，通常分为绿茶、红茶、乌龙茶、黑茶、黄茶、白茶六大基本茶类和再加工花茶。

绿茶	以色泽呈嫩绿或翠绿色，带有光泽、干燥、芽叶完整、色泽均匀、香气纯正、无异味、净度好的为佳
红茶	以无霉变，无异味，有光泽，干茶外形匀整一致，冲泡的茶汤红浓、花果香气高长、入口甘醇的为佳
乌龙茶	条索紧结或卷曲呈半球状，色泽为墨绿或青绿色，冲泡的茶汤为金黄色并带有浓厚香醇气味的为佳
黑茶	以干茶无不自然异味，冲泡的茶汤红浓、色如琥珀、入口醇和柔滑的为佳
黄茶	以芽叶细嫩、显毫，香味鲜醇的为佳
白茶	以毫色银白、芽头肥壮，冲泡后汤色浅淡、入口滋味鲜醇的为佳
花茶	以茶叶原料嫩度好、芽毫显露，有相应花香浓郁的为佳

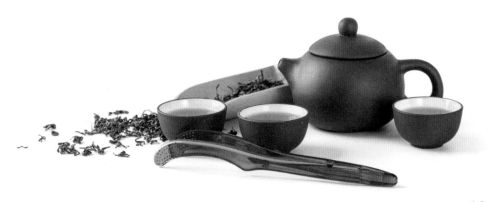

花草茶选购

看外观： 以色泽自然、形体饱满、干燥、无杂质者为佳。

闻气味： 以自然的香气为佳。如果觉得花草茶味道不自然或不对，就不要购买。

注意保质期： 注意花草茶的生产日期，一般花草茶的保存及饮用期限以3个月内为佳，不宜超过8个月。

试喝： 在一些茶叶店购买花草茶的时候可以试喝，品尝是否具有该种花草茶应有的口感。试喝时最好不要加入蜂蜜等调味，以免喝不出花草茶的本味。

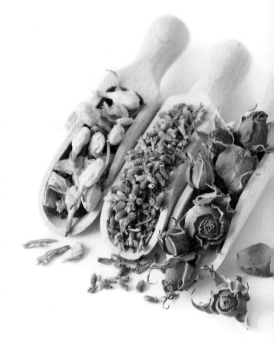

药草茶选购

药草茶一定要到正规药店购买。药草茶种类较多，有的是植物的根、茎，有的是叶、果。一些常见的药材，比如决明子、麦冬、当归等，购买时应挑选干燥、干净、碎屑少的。另外，药草茶的饮用方法有泡服、煎服等，购买时可以告诉药店销售人员自己想采取什么方式服用，以便他们推荐相应制法的药材。

茶饮材料的保存

无论是传统茶类、花草茶，还是药草茶，保存时一般要遵循以下原则。

密封保存： 茶饮材料密封保存，保证其不受潮、不串味、不生虫。可以选择干燥、无异味、密封性好的瓷罐或玻璃罐保存。

避免混放： 每种茶饮材料都有自己独特的香味，放在一起会相互串味，因此不要混合放在一起。

按购买日期存放： 同种类材料但购买日期不同的茶饮食材，最好分别存放，以免新陈混杂，影响气味和口感。

放在阴凉处： 茶饮材料存放地点最好避光、干燥、通风。

一般茶饮材料都会有保质期，无论多么好的保存条件，时间长了材料的风味都会受损失。因此，最好在买回后3个月内享用。

轻松制作便利小茶包

为了方便携带，可以将各种茶饮材料做成茶包，这样在饮用的时候，只需把茶包放进杯子里，倒入开水就行了。尤其是一些较细碎的材料，制作成茶包就免去了过滤的麻烦，避免把渣滓喝到嘴里，并且取用方便，即使外出旅行也可以随身携带。而对于较大块的材料，经过简单的捣碎、剪碎等处理，也可以装进茶包。自制茶包很简单，并且可以一次性调配出多种不同的配方，按需取用。

制作茶包的小工具

茶包袋： 用来装花草或茶叶，在药店、超市和网店都可以买到。有的是直接折口的，有的是抽线的，根据容量不同，分为大、中、小号。

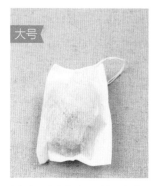

大号

尺寸：85毫米×125毫米
克重：可装12~20克

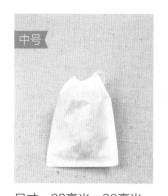

中号

尺寸：62毫米×98毫米
克重：可装7~8克

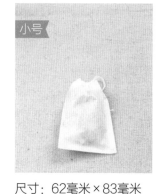

小号

尺寸：62毫米×83毫米
克重：可装5~6克

剪刀、捣碎器： 对于那些体积较大或较坚硬的食材，在制作茶包的时候需要将其弄碎，这就需要借助剪刀和捣碎器。剪刀可以将其剪成细碎状，捣碎器则可以将其捣成粉末状。

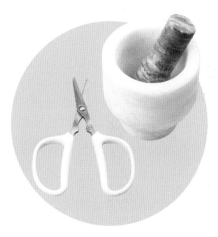

自制茶包的几个步骤

处理茶饮材料： 将一些坚硬、大块的材料做简单处理，如果是杭白菊或玫瑰等花蕾类花草茶，则直接装包入袋即可。

装包： 取一个茶包袋，打开，放入花草茶。

封口： 如果是直接折口的茶包袋，则只需把一边的折口翻过去，盖住袋口即可；如果是抽线茶包袋，则一手捏着收口，另外一只手轻轻拉动抽线封口即可。

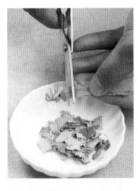

1 荷叶剪碎。

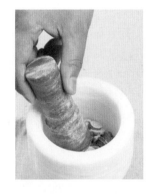

2 甘草捣碎。

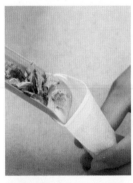

3 将菊花、玫瑰、捣碎的甘草和剪碎的荷叶分别装入茶包中。

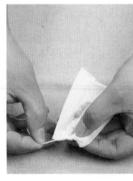

4 一手捏着收口，另外一只手轻轻拉动抽线封口。

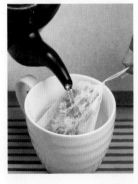

5 将做好的茶包放入杯中，拉线放在杯外，倒入开水即可。

茶饮的冲泡方法

茶的冲泡讲究一定的方法，这样才能充分地发挥茶性；与此同时，也能享受冲泡过程中的快乐。

传统茶类的冲泡

传统茶类的冲泡，是我国茶文化的重要组成部分，文化底蕴深厚。居家饮用，冲泡程序可繁可简，具体可视情况而定。总体来说，茶的冲泡包括准备阶段、温烫茶具、投茶、冲泡几个步骤。

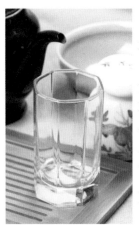

1 准备茶具和茶

不同的茶适合不同的茶具。绿茶、黄茶、白茶适合用玻璃杯或瓷茶具，乌龙茶、黑茶适合用紫砂壶，红茶适合用瓷壶，花茶多用盖碗。下面以绿茶为例。

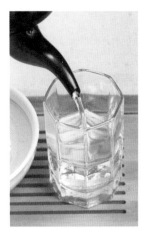

2 温杯

向玻璃杯内倒入适量开水，轻转杯身，温烫内壁，最后将水倒出。

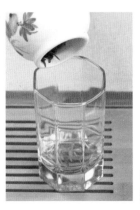

3 投茶

茶与水的比例一般为1:50。

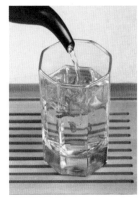

4 冲泡

向杯中注水冲泡，一般泡3~5分钟即可品饮，也可先闻香、赏茶，然后品饮。

花草茶的冲泡

花草茶在冲泡的时候，很有美感，极具欣赏性，因此最好选择透明的玻璃茶具，这样可以更好地欣赏花草在水中绽放的姿态。花草茶的营养成分较容易释放，一般用壶泡或杯泡即可，但一些较坚韧的材料则适合煎煮。杯泡或壶泡的过程基本分为温烫茶具、投茶、冲水、盖盖闷泡几步。

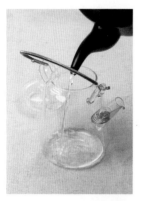

1 温壶

将泡花草茶用的茶壶或茶杯温烫一遍能提高茶具的温度，使花草茶更好地保持风味。温遍壶身后，将温壶的水倒掉。

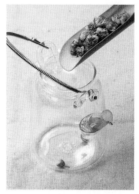

2 投茶

如果是散花草茶则要先投茶再冲泡，以使其充分浸泡；如果是茶包，则要先倒水再放茶包。

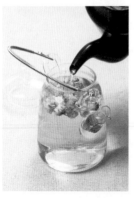

3 冲泡

水质与水温都会影响花草茶的口感，最好用纯净水或优质矿泉水冲泡。先将水煮沸，然后静置到95℃冲泡。

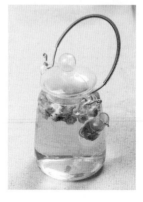

4 盖盖闷泡

花草茶的鲜品一般冲泡2~3分钟即可，干品一般需要冲泡5分钟，个别种类需要更长时间。

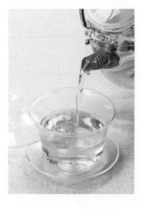

5 倒茶

花草茶泡好后最好先全部倒出，分杯饮用，以免久泡失味。一次用量的花草茶一般可冲泡2次，第二泡时直接注水冲泡即可。

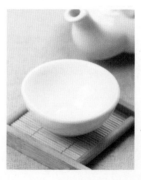

注：陶瓷茶具光滑洁净，保温性能好，一般来说也适合冲泡花草茶，只是不如玻璃茶具能更好地欣赏花草徐徐展开的过程。

药草茶的冲泡

药草茶的冲泡多用冲泡或煎煮的方法，可视具体材料而定。一般花、叶类材料，可直接用开水冲泡，然后盖盖闷20～30分钟；也可用保温杯闷泡，这样能使药物成分较快地释放出来。而对于材料较多的复方茶饮，或者较坚硬的材料则最好煮饮。

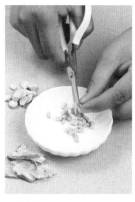

1 处理材料
对于一些体积较大、材质过硬的食材，可用干净的刀或剪刀将其剁碎或剪碎备用。

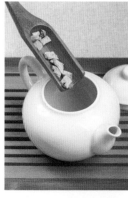

2 投茶
冲泡药草茶可用瓷质茶具，也可用玻璃茶具。

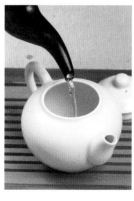

3 冲泡
向壶中倒入适量开水。

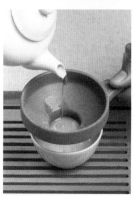

4 过滤
有些壶内有滤网，可直接倒茶汤，对于没有滤网的壶，则要用滤网过滤一下茶汤。

五谷蔬果茶的冲泡

薏米、红豆、桂圆、红枣、苦瓜（干）、柠檬、金橘、苹果、山楂等都是常用的五谷蔬果类食材，经常和各类花草茶、传统茶等混合饮用，也有水果与五谷搭配的，水果可选用干品，也可选用新鲜的。一般来说，在冲泡时，蔬菜干品按正常步骤冲泡即可，五谷类需要煎煮，水果类则需要相应地做一些处理工作，比如去皮、去子、切片等，并且通常在最后放入。

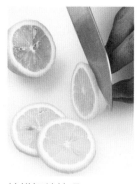

柠檬切片处理

茶饮常见辅料

饮用各类养生茶饮时，可根据茶饮的特点和个人口感需求，适当添加调料，一方面增强口感，另一方面也能使营养更全面。

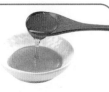

1 蜂蜜

蜂蜜富含葡萄糖、果糖，能帮助润肠通便、美容养颜，添加到茶饮里，尤其是与柠檬等搭配饮用，口感尤佳。在茶饮中加入蜂蜜时，一般要在茶饮冷却到80℃以下时再加入，否则温度过高，会破坏其营养。

2 牛奶

牛奶营养丰富，富含钙，并且口感润滑，常常和祁门红茶、普洱茶等调饮，口感浓郁。

3 冰糖

冰糖具有润肺止咳、清痰去火的功效，很多花草茶都适合加入冰糖调味。在茶饮中加入冰糖后要搅拌至完全化开再饮用。

4 红糖

红糖有益气补血、健脾暖胃的功效，还能补充体力，十分适合女性饮用。

选购蜂蜜的小妙招

1 看透明度：优质蜂蜜会有少许混浊，手指轻握装蜂蜜的玻璃瓶，看不清手指；而劣质蜂蜜往往透明度好。

2 看气泡：优质蜂蜜表面会有很多细密的气泡；劣质蜂蜜无气泡，即便摇动后出现气泡，也会很快消失。

3 有无结晶：优质蜂蜜在13~14℃以下，容易产生乳白色结晶，劣质蜂蜜则没有结晶现象。

饮茶禁忌

茶饮虽有各种保健功效，但也不能随便饮用。要达到养生保健的目的，还要根据个人的身体状况合理选择茶饮配方，同时注意避开不宜饮用的时间。下面就介绍一些饮茶时的注意事项。

日常饮茶注意事项

1. 饮茶后大便干燥或者便秘加重者不宜饮茶。传统茶类含茶多酚类物质较多，对胃肠有一定的收敛作用。

2. 神经衰弱或者失眠的人，不宜饮用提神醒脑的茶饮或者浓茶。

3. 阴虚火旺或者肝肾阴虚者，不宜饮用太过温燥的茶饮。

4. 气滞食积的人，不宜饮用滋腻碍脾的茶饮。

5. 不宜用保健茶饮送服西药，以免影响西药疗效或产生不良反应。

6. 饮用解表的茶饮，不宜食用生冷、酸性食物。

7. 饮用调理脾胃的茶饮，忌食生冷、油腻、不易消化的食物。

8. 饮用理气消胀的茶饮，要避免食用豆类。

9. 饮用止咳平喘的茶饮，忌食鱼虾等水产。

10. 饮用清热解毒的茶饮，忌食油腻、辛辣的食物。

除了上面说的注意事项，选择茶饮时，还要根据个人的体质挑选，才能达到保健养生的目的。

不宜饮茶的特殊时期

1. 女性月经期，不宜饮用具有活血作用的茶饮；也不宜喝传统茶类，避免加重便秘症状以及经期综合征。

2. 孕妇不宜饮用传统茶类。孕早期也不宜饮用具有活血化瘀作用的花草茶或凉茶。

3. 哺乳期女性不宜饮用传统茶类。传统茶类中的鞣酸被机体吸收后，会抑制乳汁的分泌。

4. 更年期女性不宜饮用传统茶类，特别是提神醒脑的茶饮，以避免神经太过兴奋，加重更年期不适。

根据体质挑选适合自己的茶饮

不同的茶饮功效不同，要达到养生保健的目的，就要对症饮用。要对症饮茶，首先要了解自己的体质，体质是受先天遗传和后天多种因素的影响而形成的。人的体质有九种，下面简单讲解各种体质的特征以及适宜的茶饮。

平和体质：身体健康，阴阳气血调和，很少生病。一般常见的性质平和的茶饮均可饮用。

气虚体质：即元气不足，以疲乏、气短、自汗为主要特征。这类人很容易患感冒等疾病。适宜茶饮：菊花、人参花、黄芪、罗汉果等。

阳虚体质：即阳气不足，以畏寒怕冷、手足冰凉为主要特征。这类人易患腹泻、阳痿等疾病。适宜茶饮：桂花、茉莉花、生姜、杜仲等。

阴虚体质：以形体消瘦、口燥咽干、手足心热、容易心烦气躁为主要特征。适宜茶饮：西洋参、百合、地黄等。

痰湿体质：以形体肥胖、腹部肥满、喜食肥甘黏腻食物为主要特征。这类人易患糖尿病、脑卒中、冠心病。适宜茶饮：藿香、紫苏叶、茉莉花等。

湿热体质：以面部油亮、疲乏困倦、易心烦急躁、易生痤疮为主要特征。适宜茶饮：薄荷、紫苏叶、车前子等。

气郁体质：以神情抑郁、容易情绪激动、烦闷不快为主要特征。适宜茶饮：陈皮、菊花、木蝴蝶、山楂等。

血瘀体质：以肤色晦暗、皮肤干燥、易长斑为主要特征。适宜茶饮：桃花、丹参、益母草、桃仁等。

特禀体质：即过敏体质，大多是先天遗传因素导致，以敏感、易过敏为主要特征。这类人要根据自身情况，慎重选择花草茶，最好在医生指导下饮用茶饮。

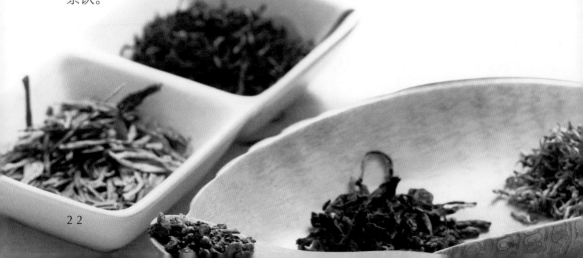

特色简易茶饮

一学就会

单方独味

别看只是简单地冲泡了一种茶，或者一味花草，来自大自然的每一种植物都携带着自己独特的"能量"。或酸爽，或苦涩，或甘甜，每一种植物都会带给人们纯粹自然的味道，同时也带给身体更多健康。

君山银针茶　清心提神

材料

君山银针
3克

泡法

将85℃左右的开水倒入杯中至1/3的高度，放入茶叶，再次倒入开水至八分满，泡3分钟即可。

不宜饮用人群
• 虚寒体质者

最佳饮用时间
• 食欲不佳时
• 消化不良时
• 下午茶时

=== Tips ===

君山银针冲泡时，极具观赏性，所以最好用透明玻璃杯或玻璃盖碗泡饮。

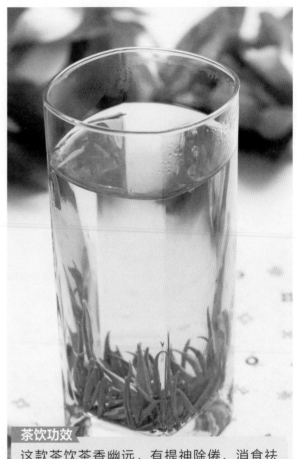

茶饮功效

这款茶饮茶香幽远，有提神除倦、消食祛痰、生津止渴、利尿明目等功效。

冻顶乌龙茶 解腻消脂

材料

冻顶乌龙茶
7克

泡法

用沸水温烫茶具后，将茶叶放入茶壶中，倒入沸水，马上倒出茶汤以洗茶润茶，第二次倒入沸水即可。可反复泡饮，冲泡时间由短而长，第一次短而后逐次增长。

不宜饮用人群

• 失眠者

• 孕妇

• 神经衰弱者

最佳饮用时间

• 进食油腻饮食后

• 血脂升高时

• 下午茶时

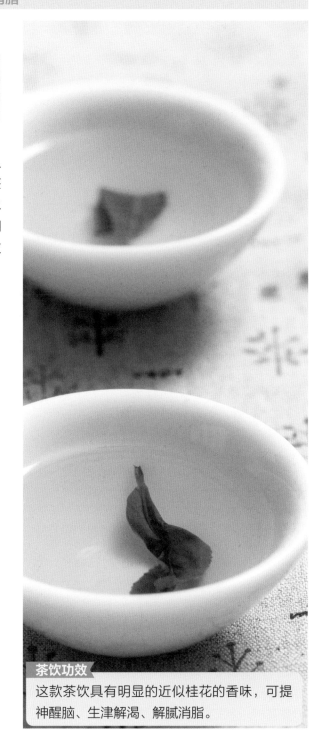

茶饮功效

这款茶饮具有明显的近似桂花的香味，可提神醒脑、生津解渴、解腻消脂。

菊花茶 清肝明目

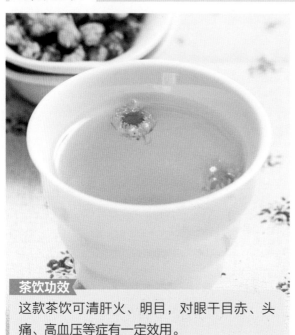

材料

菊花5克

泡法
将菊花放入杯中，倒入沸水，泡3~5分钟即可。

不宜饮用人群
• 脾胃虚寒者

最佳饮用时间
• 肝火旺时
• 眼睛干涩、胀痛时
• 长时间用电脑时

茶饮功效
这款茶饮可清肝火、明目，对眼干目赤、头痛、高血压等症有一定效用。

玫瑰花茶 行气活血

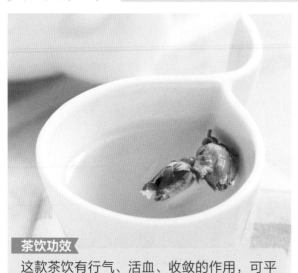

材料

玫瑰花5克

泡法
将玫瑰花放入杯中，倒入80℃左右的开水，泡3~5分钟即可。

不宜饮用人群
• 便秘者
• 阴虚火旺者

最佳饮用时间
• 气滞胃痛时
• 食少呕吐时
• 工作压力大时

茶饮功效
这款茶饮有行气、活血、收敛的作用，可平衡内分泌、补血气，对肝及胃也有调理作用，有助于消除疲劳、减肥养颜。

胖大海茶　利咽润喉

材料

 胖大海1~2枚

泡法
将胖大海放入杯中，倒入沸水，盖上杯盖闷泡约8分钟即可。

不宜饮用人群
• 风寒咳嗽者
• 脾胃虚寒者

最佳饮用时间
• 咽喉疼痛时
• 声音沙哑时
• 大便干结、便秘时

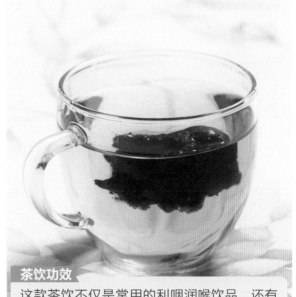

茶饮功效
这款茶饮不仅是常用的利咽润喉饮品，还有润肠通便的作用。

苦丁茶　清热除烦，降血脂

材料

 苦丁茶5克

泡法
将苦丁茶放入杯中，倒入沸水，盖上杯盖闷泡3~5分钟即可。

不宜饮用人群
• 虚寒体质者
• 慢性胃肠炎患者

最佳饮用时间
• 减肥时　　　• 出现暑热时
• 血脂升高时

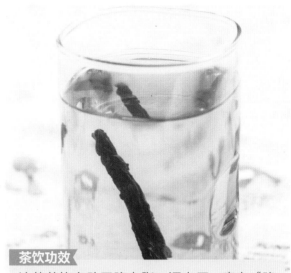

茶饮功效
这款茶饮有助于降血脂、调血压，素有"降压茶""益寿茶"的美称。

代代花茶　疏肝和胃，理气解郁

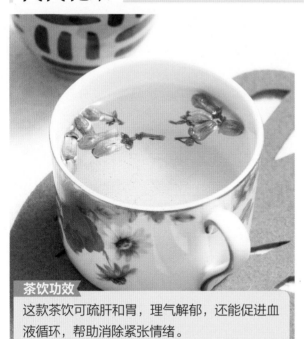

茶饮功效

这款茶饮可疏肝和胃，理气解郁，还能促进血液循环，帮助消除紧张情绪。

材料

　代代花3克

泡法

将代代花放入杯中，倒入80℃左右的开水，盖盖子闷泡约8分钟即可。

不宜饮用人群
• 孕妇

最佳饮用时间
• 脾胃失调时
• 肥胖时
• 心情紧张时

大麦茶　助消化

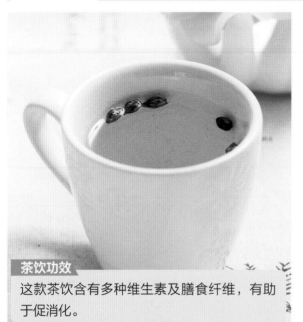

茶饮功效

这款茶饮含有多种维生素及膳食纤维，有助于促消化。

材料

　大麦茶20克

泡法

将大麦茶放入茶壶中，倒入沸水，泡3～5分钟即可。

不宜饮用人群
• 哺乳期女性

最佳饮用时间
• 积食时
• 饮食较油腻时

复方茶饮

将两种或两种以上的花草、茶叶等搭配冲泡的茶饮，就是复方茶饮。几种材料在水的融合作用下，口感、味道多变，营养成分互补，可实现茶饮营养与口感的双重提升。

牛奶祁门红茶　驱寒暖胃，滋补安神

材料

祁门红茶
5克

鲜牛奶
适量

泡法

1 用沸水温烫茶杯，将茶叶放入杯中，倒入沸水，稍泡十几秒后，滤出茶汤。

2 将鲜牛奶倒入滤出的茶汤中，调匀即可。

不宜饮用人群

• 体质燥热者

最佳饮用时间

• 下午茶时

• 胃寒不适时

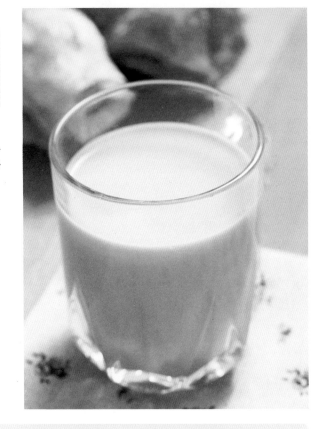

茶饮功效

祁门红茶		牛奶		
暖胃安神、消除疲劳，还可以促进血液循环	+	营养丰富，富含钙，易消化	>>	驱寒暖胃、滋补安神

苹果雪梨茶 清肺热

材料

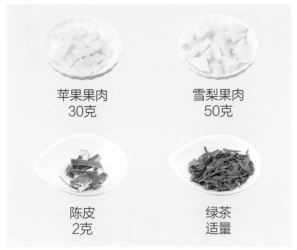

苹果果肉
30克

雪梨果肉
50克

陈皮
2克

绿茶
适量

泡法

1 将绿茶放入杯中，倒入85℃左右的开水，泡约
　3分钟后，取茶汤备用；将苹果果肉、雪梨果肉
　分别切成小块。

2 将陈皮放入锅内，倒入绿茶茶汤，大火烧沸后，
　小火煎煮20分钟，放入苹果块、雪梨块同煮约
　10分钟即可。

不宜饮用人群

• 糖尿病患者

最佳饮用时间

• 肺热口渴时
• 气候干燥时

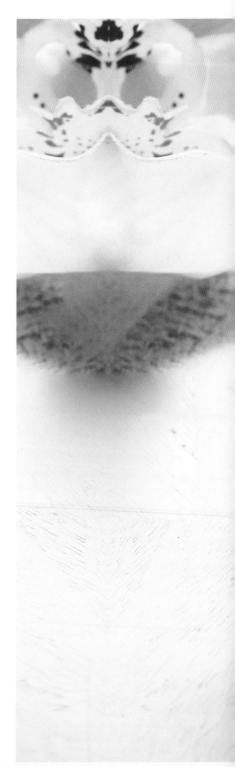

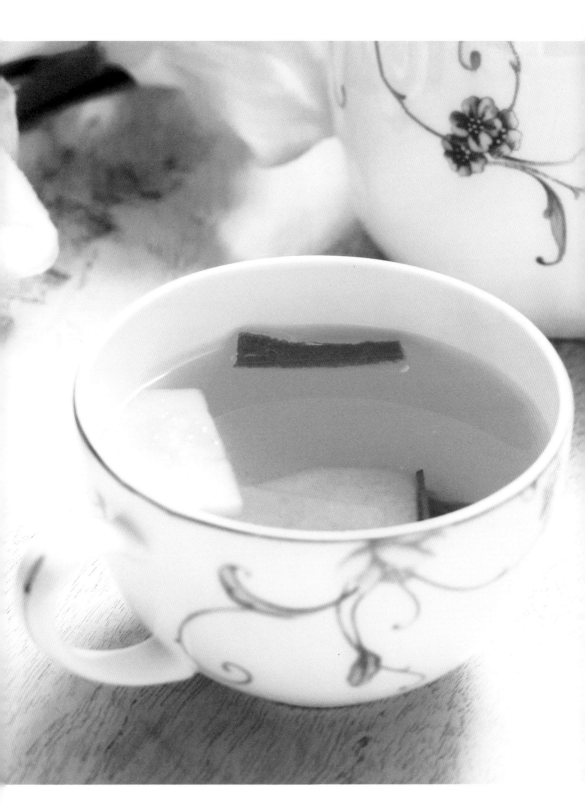

百合金银花茶 清心去火，润肺解暑

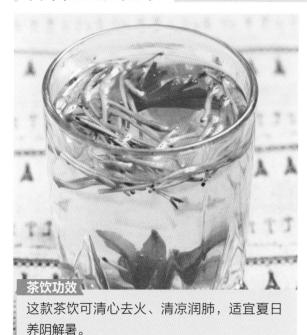

材料

百合花
3克

金银花
3克

冰糖
适量

泡法

将百合花、金银花、冰糖一起放入杯中，倒入沸水，泡约5分钟，调匀即可。

不宜饮用人群
• 脾胃虚寒者

最佳饮用时间
• 出现暑热时
• 肺热咳嗽时
• 心烦不安时

茶饮功效
这款茶饮可清心去火、清凉润肺，适宜夏日养阴解暑。

黄芪人参茶 补阳安神

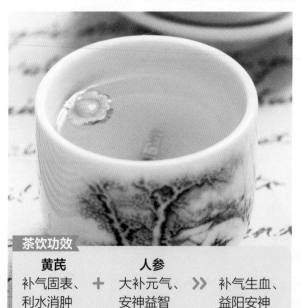

材料

黄芪
2克

人参
2克

泡法

将黄芪、人参一起放入杯中，倒入沸水，盖盖子闷泡约8分钟即可。

不宜饮用人群
• 内热炽盛者

最佳饮用时间
• 气虚贫血时
• 睡眠不佳时

茶饮功效

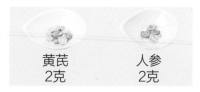

黄芪	人参	
补气固表、利水消肿	＋ 大补元气、安神益智	≫ 补气生血、益阳安神

时尚待客下午茶

朋友来家中小聚，只用绿茶、红茶、碳酸饮料来招待，是否太老套？可以尝试用几种花草或者应季的水果简单搭配、加工，制作出时尚美味的健康饮品。

布丁花果茶　提神醒脑，抗氧化

材料

鲜葡萄	红茶包	布丁
100克	1个	2~3个

泡法

1 将布丁切成小块。
2 杯中倒入沸水，放入红茶包，泡3分钟左右取出茶包。
3 把鲜葡萄洗净，去子，切碎，放入榨汁机榨汁。
4 把葡萄汁、布丁块放入茶汤中，调匀即可。

不宜饮用人群

• 腹泻者　　• 糖尿病患者

最佳饮用时间

• 暑热口渴时　• 下午茶时

茶饮功效

葡萄含有强抗氧化物类黄酮，这款茶饮有助于清除体内自由基，抗衰老。

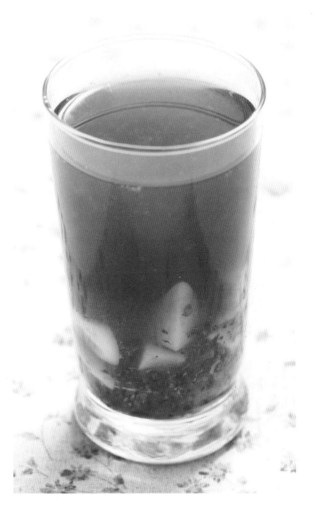

山楂银耳开胃茶 健脾，助消化

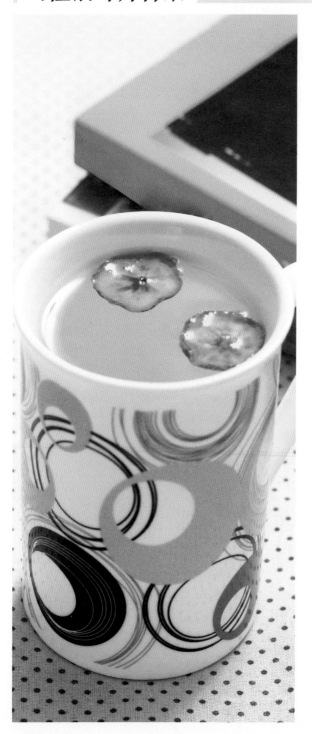

材料

山楂片
15克

干银耳
5克

泡法

1 将干银耳用温水泡发；山楂片洗净，放清水中略泡。

2 锅置火上，倒入适量清水，放入山楂片大火烧沸，然后放入发好的银耳，小火熬煮约20分钟，盛出即可。

不宜饮用人群
• 外感风寒者

最佳饮用时间
• 进食油腻、不易消化的食物后
• 食欲不振时

茶饮功效

山楂可健胃消食、增强食欲；银耳可补脾健胃，富含的膳食纤维可促进胃肠蠕动，具有润燥清肠的作用。这款茶饮可健脾开胃、润肠通便、帮助消化。

橙子柠檬茶 改善便秘，减脂瘦身

材料

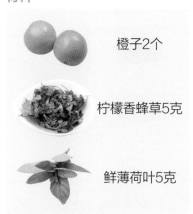

橙子2个

柠檬香蜂草5克

鲜薄荷叶5克

注：建议大家根据季节和地域来选择干品或鲜品，有条件的选择鲜薄荷叶，没有的话也可去超市或中药店选购薄荷叶干品。

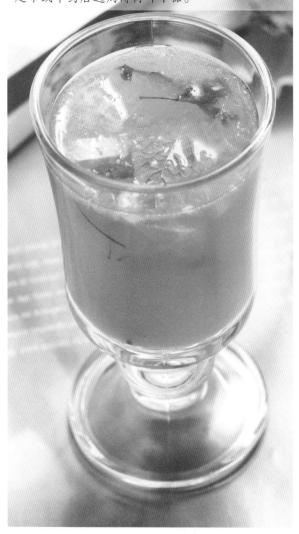

泡法

1 将橙子洗净，取一个橙子榨汁备用；另一个橙子去皮，取果肉，切小块备用。

2 将柠檬香蜂草、鲜薄荷叶一起放入壶中，倒入沸水，盖盖子闷泡约3分钟。

3 待茶汤温热时加入橙汁和果肉，搅拌均匀即可。

不宜饮用人群
· 孕妇

最佳饮用时间
· 下午茶时
· 食欲不佳时

茶饮功效

橙子	柠檬香蜂草	薄荷叶	
富含多种维生素和矿物质	+ 有清香味，可以缓解紧张的情绪	+ 气味辛凉，可兴奋大脑、促进血液循环	» 提神醒脑、舒缓压力、缓解疲劳

玫瑰奶茶 美容养颜，消除疲劳

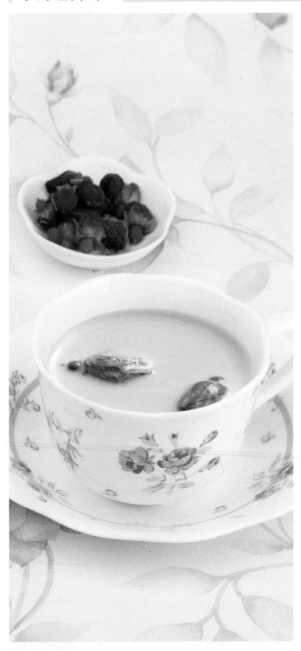

材料

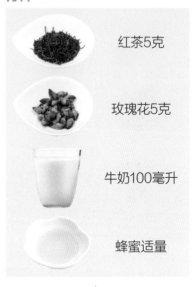

红茶5克

玫瑰花5克

牛奶100毫升

蜂蜜适量

泡法

1 用沸水温烫茶壶，放入红茶，倒入沸水，3~5分钟后滤出茶汤备用。

2 将玫瑰花加到茶汤中，闷泡3~5分钟，调入牛奶和蜂蜜，搅拌均匀即可。

不宜饮用人群

· 孕妇

最佳饮用时间

· 下午茶时

· 略感疲乏时

· 心情烦躁时

茶饮功效

这款充满花香的奶茶，可提神醒脑、消除疲劳、美容养颜，是下午茶的好选择。

Part

2

不同体质调理茶饮

辨清体质喝对茶

平和体质

饮食原则
- 多吃新鲜蔬菜瓜果
- 适当饮用清凉饮料
- 忌吃高脂厚味、辛辣上火的食物

番茄清凉茶　清热解暑，美白肌肤

材料

番茄1个　　　绿茶5克

泡法

1. 将绿茶放入壶中，倒入85℃左右的开水，约3分钟后滤取茶汤。
2. 番茄洗净，去皮，切薄片。
3. 趁热，将番茄片放入茶汤中，调匀即可。

不宜饮用人群
- 脾胃虚寒者
- 月经期女性

最佳饮用时间
- 加班疲劳时
- 天气炎热时

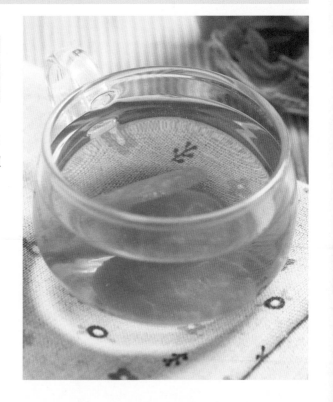

茶饮功效

番茄
含柠檬酸、苹果酸、胡萝卜素、维生素C和B族维生素，有助于美白肌肤

+

绿茶
含多种生物活性物质，有助于清热解暑、抗衰老

》

不仅清热解暑，还有助于补充人体多种营养素、美白肌肤

猕猴桃薄荷茶 健胃消食

材料

猕猴桃 苹果 鲜薄荷叶
2个 1个 15克

泡法

1 将猕猴桃去皮，取果肉，切成
 小块；苹果洗净，去皮除核，
 果肉切小块。

2 将鲜薄荷叶和两种果肉块放入
 壶中，倒入沸水，闷泡5分钟
 即可。

不宜饮用人群
• 糖尿病患者

最佳饮用时间
• 下午茶时　　• 加班熬夜后

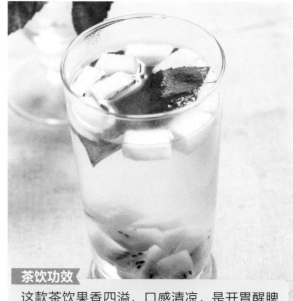

茶饮功效
这款茶饮果香四溢、口感清凉，是开胃醒脾
的饮品。

灵芝茶 补气安神，提高免疫力

材料

 灵芝3～5片

泡法

把灵芝片掰成碎片，放入茶杯
内，倒入沸水，盖盖子闷泡10分
钟即可。

不宜饮用人群
• 无明显禁忌

最佳饮用时间
• 睡眠不佳时
• 心慌疲劳时

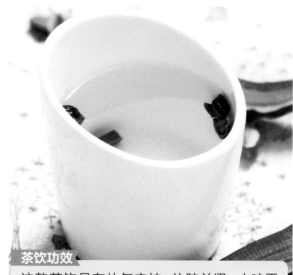

茶饮功效
这款茶饮具有补气安神、补肺益肾、止咳平
喘、健脾的功效，有助于提高人体免疫力。

气虚体质

饮食原则
- 多食用健脾益气的食物
- 饮食要丰富多样、易于消化
- 忌暴饮暴食
- 忌食油腻厚味的食物

黄芪洋参茶 补气安神

材料

黄芪　西洋参片　蜂蜜
9克　3克　适量

泡法

1 将黄芪、西洋参片一起放入杯中，倒入沸水，盖盖子闷泡约10分钟。

2 待茶水温热时调入蜂蜜即可。

不宜饮用人群
- 阴虚内热者

最佳饮用时间
- 气虚乏力时
- 失眠时

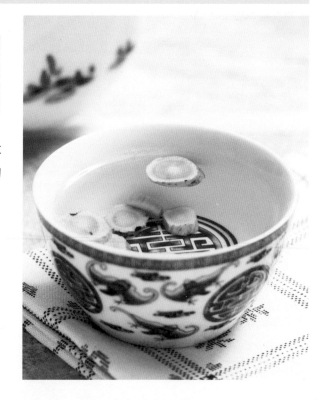

茶饮功效

黄芪	西洋参	蜂蜜	
补气固表，用于气虚乏力、食少便溏、胃下垂	性凉味甘，可补气养阴、清火生津	不仅可以调味，还有助于改善睡眠、抗疲劳	可补气养阴，有助于改善失眠乏力等症状

40

菊花人参茶 益气补肾，改善睡眠

材料

人参花 杭白菊 枸杞子
5克 　5克 　3克

泡法

将所有材料一起放入杯中，倒入沸水，盖盖子闷泡约5分钟即可。

不宜饮用人群
- 腹泻者
- 感冒发热者

最佳饮用时间
- 睡眠不佳时
- 气虚疲乏时

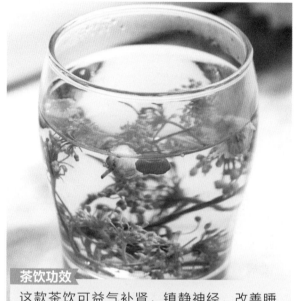

茶饮功效

这款茶饮可益气补肾，镇静神经，改善睡眠，缓解气虚体质者的疲乏不适。

参花补气茶 补气，活血，强身

材料

人参花2克 玫瑰花3克

金盏花2克 黄芪3克

泡法

将所有材料放入杯中，倒入沸水，浸泡约5分钟即可。

不宜饮用人群
- 月经期女性

最佳饮用时间
- 疲乏无力时
- 面色淡白、血行不畅时

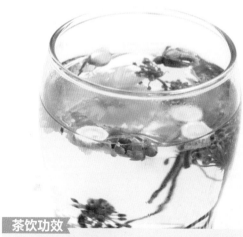

茶饮功效

人参花可补气强身；玫瑰花可行气活血；金盏花可消炎凉血；黄芪可补气升阳、利尿消肿。

阳虚体质

饮食原则
- 多吃温性食物和有补益作用的食物
- 适量多吃干果类等高蛋白、高热量食物
- 忌吃油炸食品
- 忌食寒凉食物，尤其是大寒食物

生姜桂圆茶 | 增加热量，补充阳气

材料

| 桂圆肉 15克 | 生姜片 5克 | 红糖 适量 |

泡法

将所有材料一起放入杯中，倒入沸水，盖盖子闷泡约8分钟，调匀即可。

不宜饮用人群
- 易上火者
- 阴虚内热者
- 孕妇

最佳饮用时间
- 心烦失眠时
- 手脚冰凉时
- 胃寒不适时

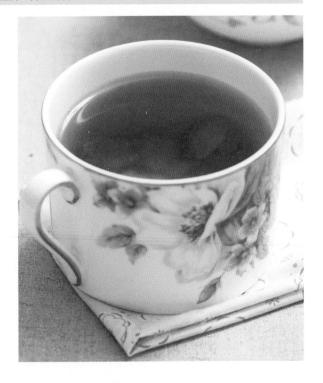

茶饮功效

桂圆肉	生姜	红糖	
补益作用较强，可养血安神、健脾养心	+ 特有的"姜辣素"能促进血液循环，驱寒暖阳	+ 可活血化瘀、促进血液循环、补充能量	» 补充能量、驱寒暖身，缓解阳虚体质者手脚冰凉、胃寒不适

白芍姜枣茶 补气血，祛瘀散寒

材料

白芍15克　　生姜片10克

红枣2枚　　蜂蜜适量

泡法

将白芍、生姜片、红枣一起放入清水锅中，大火烧沸后改小火煎煮至剩一半水时，关火。待茶汤温热后调入蜂蜜即可。

不宜饮用人群

· 孕妇

最佳饮用时间

· 胃寒时　　· 下午茶时

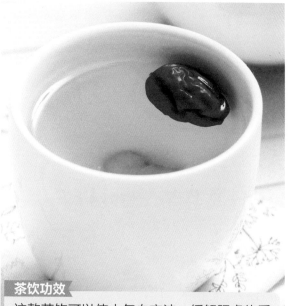

茶饮功效

这款茶饮可以使人气血充沛，缓解阳虚体质者手脚冰凉的症状。

杜仲茶 温肾助阳，调理遗尿、尿频

材料

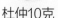

杜仲10克　　金樱子6克

泡法

将杜仲、金樱子一起放入杯中，倒入沸水，盖盖子闷泡约8分钟即可。

不宜饮用人群

· 实火、邪热者

最佳饮用时间

· 小便频数时　　· 腿膝痿软时
· 遗精时

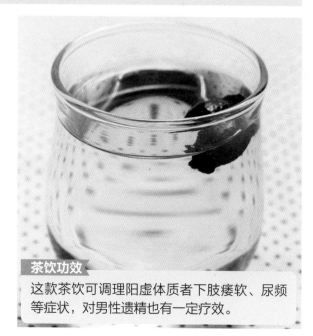

茶饮功效

这款茶饮可调理阳虚体质者下肢痿软、尿频等症状，对男性遗精也有一定疗效。

阴虚体质

玉竹桑葚茶　滋阴养血，益气安神

材料

玉竹	桑葚	红枣
6克	6克	3枚

泡法

将红枣去核，果肉切成小块，同玉竹、桑葚一起放入杯中，倒入沸水，盖盖子闷泡约15分钟即可。

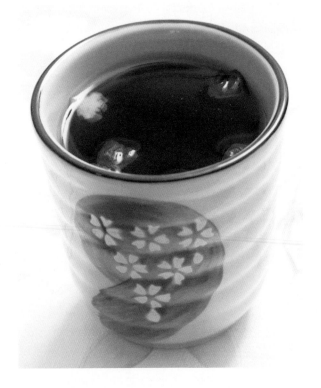

不宜饮用人群

· 脾胃虚寒者　· 大便溏稀者

最佳饮用时间

· 病后体虚时　· 心悸气短时

· 口干咽燥时　· 大便干燥时

茶饮功效

玉竹	桑葚	红枣	
滋阴养血的常用药材，且作用温润	滋阴补血、生津止渴、润肠燥	滋阴养血、补脾益气	可调理阴虚体质者心悸气短、头晕眼花、口干咽燥或大便干燥等症状

熟地麦冬饮 清热养阴

材料

熟地黄
3克

麦冬
3克

泡法

将熟地黄、麦冬一起放入杯中，倒入沸水，盖盖子闷泡约10分钟即可。

不宜饮用人群

- 腹泻者
- 消化不良者
- 腹部胀痛者

最佳饮用时间

- 肺热干咳时
- 心烦失眠时

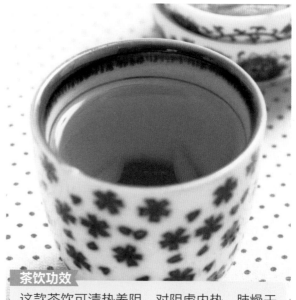

茶饮功效

这款茶饮可清热养阴，对阴虚内热、肺燥干咳、心烦失眠等症状有益。

西洋参莲子茶 补气养阴，清热生津

材料

西洋参片
5克

莲子
6克

冰糖
适量

泡法

1 将莲子放入温水中，泡发。
2 将莲子、西洋参片、冰糖、适量清水放入锅中烧沸，小火煮30分钟，待茶汤温热即可。

不宜饮用人群

- 糖尿病患者

最佳饮用时间

- 睡眠不佳时
- 心烦不适时
- 口干咽燥时

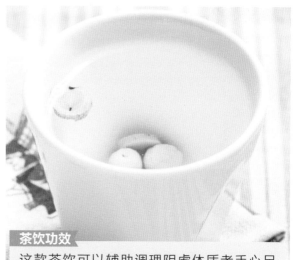

茶饮功效

这款茶饮可以辅助调理阴虚体质者手心足心发热、心胸烦热、口干咽燥、睡眠不佳等症。

金银玫瑰茶 滋阴理气，清热解毒

材料

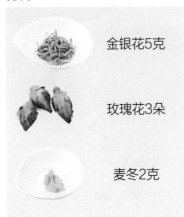

金银花5克

玫瑰花3朵

麦冬2克

泡法

将所有材料一起放入杯中，倒入沸水，浸泡约5分钟即可。

不宜饮用人群

- 外感风寒者
- 孕妇
- 腹胀者
- 月经期女性

最佳饮用时间

- 肺热咳嗽时
- 内火旺导致咽干、头晕耳鸣时

—— Tips ——

如果想增强止咳润肺功效，可在这款茶饮中加入杏仁。

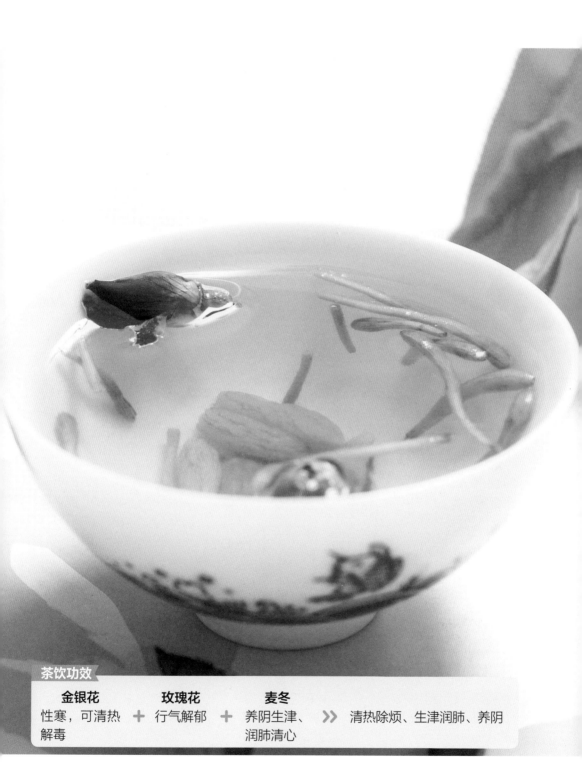

茶饮功效

金银花		玫瑰花		麦冬		
性寒，可清热解毒	＋	行气解郁	＋	养阴生津、润肺清心	≫	清热除烦、生津润肺、养阴润肺清心

痰湿体质

饮食原则

- 饮食要清淡，多食健脾化湿的食物
- 少食苦寒、酸涩食物
- 少食肥甘厚腻食物
- 少喝碳酸饮料
- 忌食生冷、黏滞食物

冬瓜祛湿茶　祛湿，利水，消肿

材料

干冬瓜皮
5克

干姜片
5克

泡法

将干冬瓜皮、干姜片一起放入杯中，倒入沸水，盖盖子闷泡5～10分钟即可。

不宜饮用人群

- 阴虚内热者　· 血热者

最佳饮用时间

- 天气炎热时　· 口干烦渴时
- 闷热不思饮食时

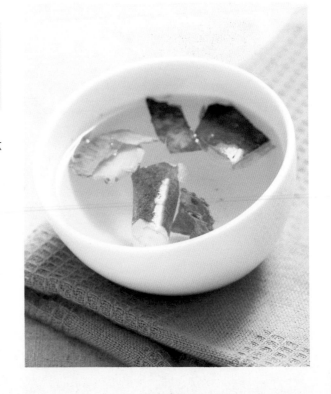

茶饮功效

冬瓜皮	干姜	
性微寒，具有清热解毒、利水消肿、祛湿的功效	+ 可调和冬瓜皮的寒性，并有温中散寒、祛湿化痰的作用	≫ 可清热利水、祛湿化痰，是痰湿体质者夏季消暑的佳品

陈皮党参麦芽茶 健脾祛湿，调理肠胃

材料

党参3克

炒麦芽3克

陈皮3克

白术3克

泡法
将所有材料放入保温杯中，倒入沸水，盖盖子闷泡约15分钟即可。

不宜饮用人群
• 实证、热证者

最佳饮用时间
• 消化不良时　• 易出汗时

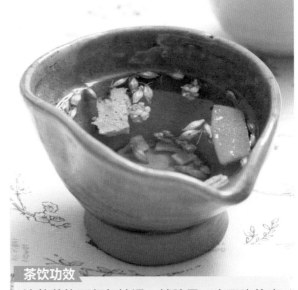

茶饮功效
这款茶饮可行气祛湿、健脾胃，也可改善痰湿体质易出汗的症状。

祛湿化痰茶 祛湿利水

材料

金盏花3克

干柠檬1片

桂花1克

陈皮3克

茯苓5克

泡法
将所有材料放入杯中，倒入沸水，盖盖子闷泡约3分钟即可。

不宜饮用人群
• 孕妇　• 体质虚弱者

最佳饮用时间
• 手脚肿胀时　• 小便不利时

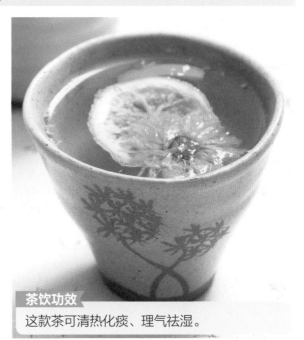

茶饮功效
这款茶可清热化痰、理气祛湿。

湿热体质

饮食原则
- 宜食用清热利湿的食物
- 少吃肥腻、甜味食物
- 忌食油炸、煎炒、烧烤食物
- 忌暴饮暴食、酗酒

祛湿减肥茶 | 利湿，减肥

材料

茯苓10克　　薏米10克

荷叶6克　白术6克　陈皮5克

泡法
将所有材料一起放入锅中，倒入适量清水，大火烧沸后，小火煎煮约20分钟即可。

不宜饮用人群
- 胃寒怕冷者

最佳饮用时间
- 水肿时
- 超重肥胖时

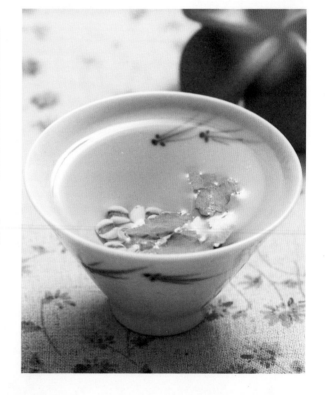

茶饮功效

茯苓	薏米	荷叶	白术	陈皮	利湿、减肥轻身、调理湿热
健脾、渗湿利水	+ 祛湿利水、瘦身	+ 清暑利湿、减脂轻身	+ 祛湿利水	+ 理气健脾、祛湿化痰	»

菊花陈皮乌梅茶

材料

菊花5克

金盏花5克

陈皮4克

乌梅1颗

泡法

将所有材料一起放入杯中，倒入沸水，盖盖子闷泡约5分钟即可。

不宜饮用人群

· 气虚胃寒者　· 腹泻者

最佳饮用时间

· 腹胀时　· 疲倦乏力时

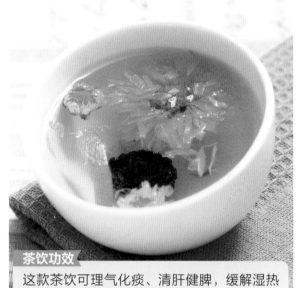

茶饮功效

这款茶饮可理气化痰、清肝健脾，缓解湿热体质者头晕、疲乏、胃肠不适等症。

苦丁栀子红巧梅茶

材料

小叶苦丁
2克

栀子
2克

红巧梅
3克

泡法

将所有材料一起放入杯中，倒入沸水，浸泡约5分钟即可。

不宜饮用人群

· 脾胃虚寒者

· 腹泻者　· 体质虚弱者

最佳饮用时间

· 大便干结时　· 尿路感染时

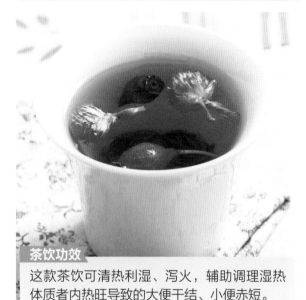

茶饮功效

这款茶饮可清热利湿、泻火，辅助调理湿热体质者内热旺导致的大便干结、小便赤短。

血瘀体质

饮食原则
- 宜食具有活血化瘀作用的食物
- 少吃高脂肪、高胆固醇食物
- 忌吃收涩、寒凉的食物

山楂三七茶　散瘀止血，调理肠胃

材料

| 山楂片 | 三七粉 | 蜂蜜 |
| 15克 | 3克 | 适量 |

泡法

1 将山楂片放入锅中，加入约500毫升清水，大火烧沸，小火煎煮约15分钟，加入三七粉拌匀。

2 待茶汤温热后，调入蜂蜜即可。

不宜饮用人群
- 体质燥热者
- 孕妇

最佳饮用时间
- 脘腹胀满时　　· 腹泻时
- 胃溃疡伴有少量出血时

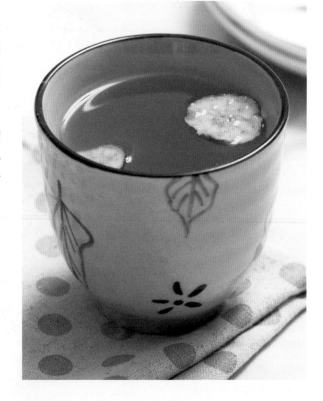

茶饮功效

山楂		三七粉		
行气散瘀、健胃消食、助消化	＋	活血散瘀、止血、消肿止痛	≫	调理血瘀体质者肠胃疼痛不适症状

丹参茶 活血调经

材料

 丹参3克

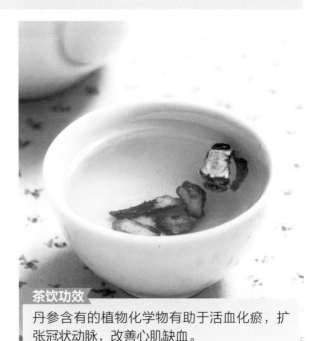

泡法

将丹参放入杯中，倒入沸水，浸泡约5分钟即可。

不宜饮用人群

• 虚寒体质者
• 孕妇

最佳饮用时间

• 心悸不安时 • 心烦失眠时
• 心肌缺血时

茶饮功效

丹参含有的植物化学物有助于活血化瘀，扩张冠状动脉，改善心肌缺血。

当归黄芪茶 活血化瘀，养气血

材料

黄芪5克 当归5克 红枣3枚

泡法

将黄芪、当归、红枣放入杯中，倒入沸水，盖盖子闷泡约10分钟即可。

不宜饮用人群

• 月经量过多者
• 有出血倾向者

最佳饮用时间

• 面色无华时
• 血瘀气滞导致的消化不良时

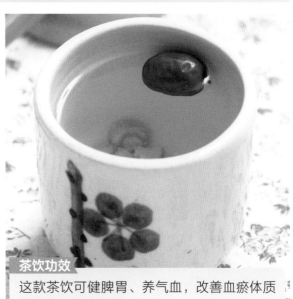

茶饮功效

这款茶饮可健脾胃、养气血，改善血瘀体质者脸色晦暗的状况。

气郁体质

饮食原则
- 宜食具有理气解郁、调理脾胃的食物
- 少食收敛酸涩、寒凉的食物
- 睡前忌饮茶、咖啡等提神饮料

玫瑰金盏菊花茶　理气解郁

材料

玫瑰花3克

金盏花2克

杭白菊2克

薄荷叶1克

泡法

将所有材料一起放入杯中，倒入沸水，浸泡3～5分钟即可。

不宜饮用人群
- 孕妇

最佳饮用时间
- 脘腹胀满时
- 腹泻时

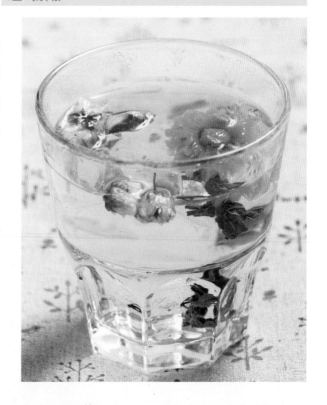

茶饮功效

玫瑰花	**金盏花**	**杭白菊**	**薄荷叶**	
通经活络、理气解郁、活血散瘀	+ 消炎杀菌、促进血液循环、缓解经痛	+ 调气理血，平肝明目，疏散清泻	+ 疏散风热	» 缓解气郁体质者情绪抑郁等症状

陈皮甘草茶 健脾胃，助消化

材料

陈皮5克

甘草5克

泡法

将陈皮、甘草一起放入杯中，倒入沸水，盖盖子闷泡约8分钟即可。

不宜饮用人群

• 体内燥热者
• 水肿者

最佳饮用时间

• 脾胃气滞、腹胀时
• 饮食减少、消化不良时

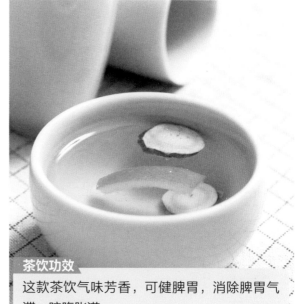

茶饮功效
这款茶饮气味芳香，可健脾胃，消除脾胃气滞、脘腹胀满。

山楂茶 活血化瘀

材料

山楂片5克

冰糖适量

泡法

将山楂片、冰糖一起放入杯中，倒入沸水，盖盖子闷泡5分钟左右，调匀即可。

不宜饮用人群

• 胃酸过多者
• 孕妇

最佳饮用时间

• 面色无华时
• 血瘀气滞导致的消化不良时

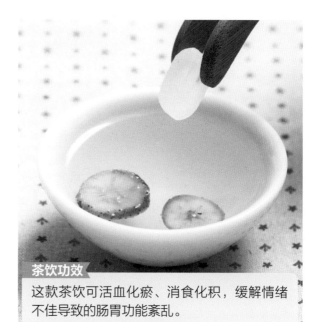

茶饮功效
这款茶饮可活血化瘀、消食化积，缓解情绪不佳导致的肠胃功能紊乱。

特禀体质

饮食原则
- 饮食清淡，粗细、荤素合理搭配
- 多吃益气固表的食物
- 少食荞麦、蚕豆、海鲜等含致敏物质的食物及腥发之物
- 忌酒和咖啡

紫苏菊花茶　消炎镇痛，抗过敏

材料

| 紫苏叶 | 野菊花 | 薄荷叶 |
| 3克 | 3克 | 3克 |

泡法
将所有材料一起放入杯中，倒入沸水，浸泡3~5分钟即可。

不宜饮用人群
- 气虚体弱者

最佳饮用时间
- 皮肤过敏时
- 痢疾腹泻时
- 咽喉疼痛时

—— Tips ——

紫苏叶可以单独泡饮，进食海鲜后出现轻度腹泻时，可立即饮用热紫苏茶。

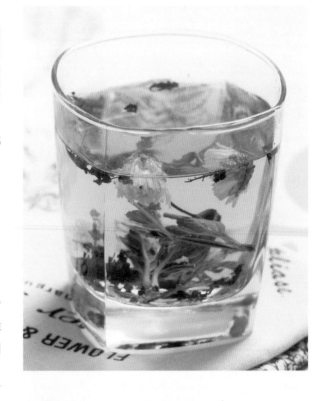

茶饮功效

| 紫苏叶 | | 野菊花 | | 薄荷叶 | | |
| 含有挥发油、黄酮类、酚酸类等成分，有抗炎、抗过敏的作用 | + | 消炎解毒、消肿 | + | 散风热 | » | 消炎镇痛、抗过敏 |

黄芪桂花茶 缓解过敏反应

材料

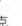
桂花1克

康仙花2克

绞股蓝2克

黄芪5克

枸杞子5克

泡法
将所有材料一起放入杯中，倒入沸水，盖盖子闷泡约5分钟即可。

不宜饮用人群
• 脾虚便溏者

最佳饮用时间
• 出现过敏反应时　• 紧张头痛时

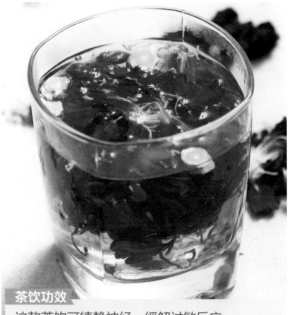

茶饮功效
这款茶饮可镇静神经，缓解过敏反应。

甘草蒲公英茶 消炎抗菌

材料

甘草
8克

金盏花
2克

蒲公英
2克

泡法
将所有材料一起放入杯中，倒入沸水，盖盖子闷泡3~5分钟即可。

不宜饮用人群
• 孕妇

最佳饮用时间
• 皮肤过敏时
• 上呼吸道感染时
• 眼睛疲劳、有炎症时

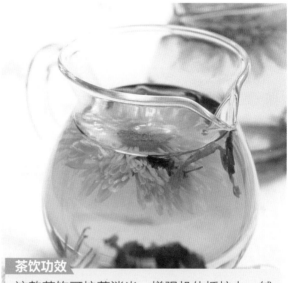

茶饮功效
这款茶饮可抗菌消炎，增强机体抵抗力，辅助调理多种炎症。

其他适合九大体质调理的茶饮范例

体质	茶名	配方
平和体质	银耳木瓜茶	银耳+青木瓜
气虚体质	红枣桂圆茶	红枣+桂圆
	桂皮山楂茶	桂皮+山楂+红糖
	党参茯苓茶	党参+茯苓
阳虚体质	肉桂良姜茶	肉桂+高良姜+当归+厚朴+人参+红茶
	桂花红枣茶	桂花+红枣+桂圆
	杜仲苁蓉茶	杜仲+肉苁蓉+桑寄生+红茶
	核桃茶	核桃仁+红茶+红枣+桂圆肉
阴虚体质	玉竹沙参养阴茶	玉竹+沙参+麦冬+生地黄
	石斛茶	石斛+冰糖
	乌龙枣仁茶	乌龙茶+酸枣仁+红枣+枸杞子
	生地乌梅茶	生地黄+乌梅
痰湿体质	黄芪茯苓茶	黄芪+茯苓+甘草+蜂蜜
	薏米红豆茶	薏米+红豆
	荷叶茶	荷叶
	茵陈厚朴茶	茵陈+厚朴+天竺黄
湿热体质	双花茶	菊花+玫瑰花
	银菊山楂茶	菊花+金银花+桑叶+山楂
血瘀体质	补气山楂茶	山楂+红糖
	丹参血藤茶	丹参+鸡血藤
	郁金延胡茶	郁金+延胡索
气郁体质	佛手茶	佛手
	玫瑰花奶茶	红茶+玫瑰花+牛奶+蜂蜜
	黄花合欢茶	黄花菜+合欢花
特禀体质	薄荷荆芥止痒茶	薄荷+荆芥

Part

3

日常保健茶饮
小茶方大健康

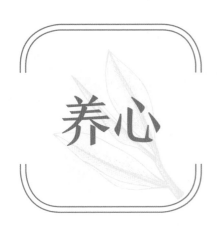

养心

饮食原则

- 🟢 饮食以低脂、低钠、清淡为主
- 🟡 多吃蔬菜、水果及粗粮
- ⚫ 少吃油炸和辛辣食物
- ⚫ 忌烟酒、浓茶

桂圆莲子饮 补心脾，养气血

材料

桂圆肉15克　　莲子6克

红枣5枚　　冰糖适量

泡法

1 将莲子用水泡发，去心。

2 红枣洗净、去核，与莲子、桂圆肉一起放入锅中，倒入适量清水，大火烧沸，小火煎煮至莲子熟烂，加入冰糖调味即可。

不宜饮用人群

- 内热较旺者

最佳饮用时间

- 心烦失眠时
- 夜寐多梦时
- 贫血时
- 疲乏时

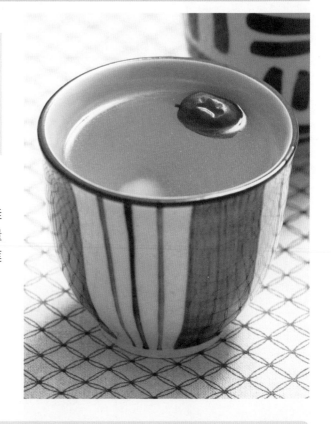

茶饮功效

桂圆肉		莲子		红枣		
性温，味甘，归心、脾经，可益心脾、补气血	+	性平，味甘涩，归心、脾、肾经，可养心安神、补脾止泻	+	补中益气、养血安神	>>	补心脾、养气血

枸杞百合养心茶 补虚安神，清热养阴

材料

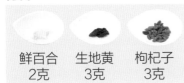

| 鲜百合 | 生地黄 | 枸杞子 |
| 2克 | 3克 | 3克 |

泡法

将所有材料一起放入杯中，倒入沸水，盖盖子闷泡约8分钟即可。

不宜饮用人群

• 脾虚便溏者　• 腹胀满者

最佳饮用时间

• 头晕目眩时　• 烦躁不安时

• 睡眠不佳时　• 虚劳咳嗽时

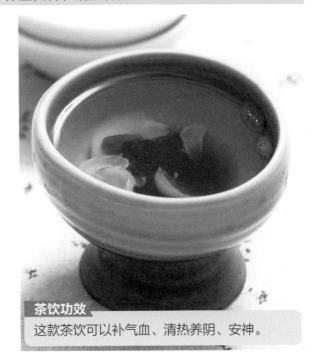

茶饮功效

这款茶饮可以补气血、清热养阴、安神。

莲子清心茶 清热去火，除烦安神

材料

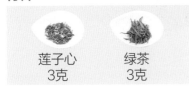

| 莲子心 | 绿茶 |
| 3克 | 3克 |

泡法

将莲子心、绿茶一起放入杯中，倒入沸水，盖盖子闷泡3~5分钟即可。

不宜饮用人群

• 脾胃虚寒者

最佳饮用时间

• 心烦头晕时　• 加班熬夜后

• 眼睛红肿时

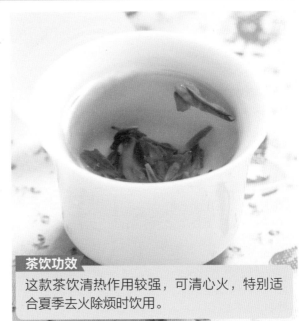

茶饮功效

这款茶饮清热作用较强，可清心火，特别适合夏季去火除烦时饮用。

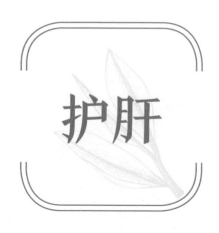

护肝

饮食原则

- 均衡饮食，适当多吃新鲜蔬果，特别是绿色蔬果
- 宜清淡、低脂饮食
- 忌食辛辣食物、腌制食物

杞菊乌龙养肝茶

清肝火，明目润肺

材料

| 枸杞子 | 菊花 | 乌龙茶 |
| 3克 | 3克 | 5克 |

泡法

将所有材料一起放入杯中，倒入沸水，盖盖子闷泡约3分钟即可。

不宜饮用人群

- 脾胃虚弱者
- 消化不良者

最佳饮用时间

- 熬夜时
- 长时间使用电脑时
- 血脂较高时
- 饮食油腻后

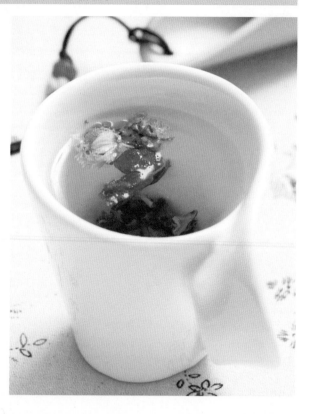

茶饮功效

枸杞子		菊花		乌龙茶		
养肝明目、滋补肝肾	+	散风清热、清肝火、明目	+	调脂护肝	≫	清火养肝，适宜春秋季养肝保健

党参枸杞茶 补肝，益气血

材料

党参2克　　枸杞子5克

泡法
将党参、枸杞子一起放入杯中，倒入沸水，盖盖子闷泡约5分钟即可。

不宜饮用人群
- 体质偏热者　　• 感冒发热者
- 腹泻者

最佳饮用时间
- 气血亏虚、心烦时
- 劳累疲乏时

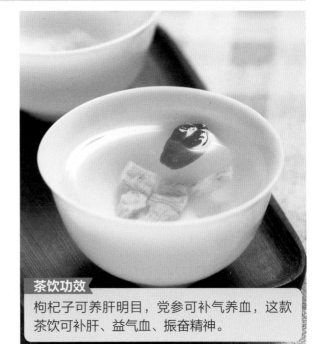

茶饮功效
枸杞子可养肝明目，党参可补气养血，这款茶饮可补肝、益气血、振奋精神。

三花行气茶 疏肝行气，降脂减肥

材料

玫瑰花　　桂花　　玫瑰茄
3克　　　3克　　　2克

泡法
将所有材料一起放入杯中，倒入沸水，浸泡3~5分钟即可。

不宜饮用人群
- 胃酸较多者　　• 孕妇

最佳饮用时间
- 生气后肝区胀痛时
- 情绪不佳、胸闷不舒时

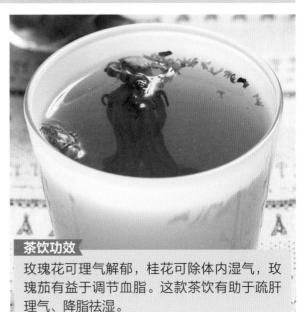

茶饮功效
玫瑰花可理气解郁，桂花可除体内湿气，玫瑰茄有益于调节血脂。这款茶饮有助于疏肝理气、降脂祛湿。

润肺

饮食原则

● 宜食富含水分、维生素的蔬果

● 宜食滋阴祛燥、润肺化痰的食物，如梨、萝卜、银耳等

● 忌食大热、大寒的食物

百合枇杷叶茶 化痰止咳

材料

百合6克

枇杷叶5克

泡法

将百合、枇杷叶一起放入杯中，倒入沸水，盖盖子闷泡约8分钟即可。

不宜饮用人群

• 体质虚寒者

最佳饮用时间

• 肺热痰多时　　• 咳嗽呕吐时

— Tips —

这款茶饮还可以用款冬花代替百合，加入适量蜂蜜，化痰止咳的功效同样不错。

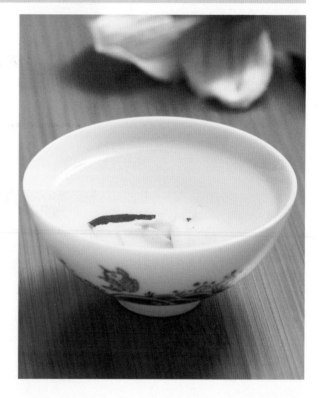

茶饮功效

百合	枇杷叶	
清热解毒、润肺止咳 **+**	镇咳、祛痰、平喘，可清肺热、化痰 **》**	清热养阴、润肺止咳

冰糖梨水 清肺润燥

材料

雪梨1个

冰糖适量

泡法

1 将雪梨洗净，去核，果肉切块。
2 将雪梨块、冰糖一起放入锅中，倒入适量清水，大火烧沸后，小火煎煮5~8分钟即可。

不宜饮用人群

• 外感风寒咳嗽者
• 体质虚寒者

最佳饮用时间

• 肺热咳嗽时　• 秋季天气干燥时

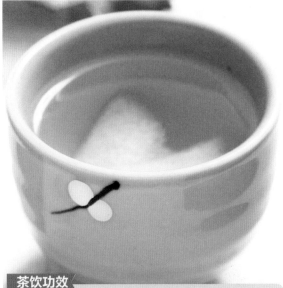

茶饮功效

雪梨和冰糖可滋阴润燥、清热化痰，这款茶饮对肺热咳嗽有较好的辅助调理效果。

甘草天冬茶 祛痰止咳，养阴润肺

材料

甘草
2克

天冬
8克

绿茶
3克

泡法

将甘草、天冬一起放入杯中，倒入沸水，盖盖子闷泡5~8分钟，然后加入绿茶，泡2~3分钟即可。

不宜饮用人群

• 水肿者　　　• 孕妇

最佳饮用时间

• 干咳时　　　• 患肺气肿时

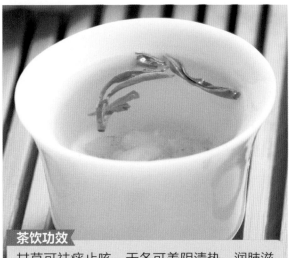

茶饮功效

甘草可祛痰止咳，天冬可养阴清热、润肺滋肾，加上生津止渴的绿茶，这款茶饮有助于化痰止咳、养阴润肺。

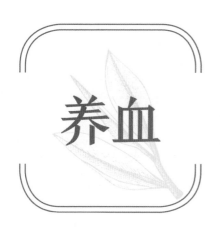

养血

饮食原则

● 宜食富含维生素C、优质蛋白质、铁的食物

● 忌饮食单一

● 忌食冰冷食物

● 忌饭后饮浓茶

红枣玫瑰花茶 补气养血

材料

红枣3枚

玫瑰花5克

泡法

1 将红枣洗净，去核，果肉切成小块。

2 将红枣果肉、玫瑰花一起放入茶杯中，倒入沸水，盖盖子闷泡约5分钟即可。

不宜饮用人群

• 内热者

最佳饮用时间

• 面色不好时   • 心情郁闷时

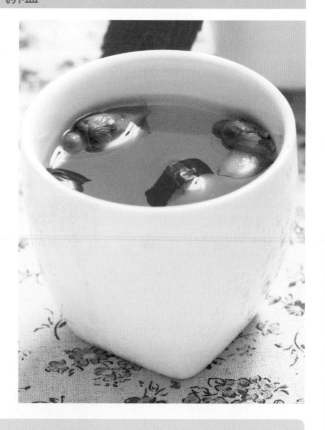

茶饮功效

红枣	玫瑰花	
具有补中益气、养血安神的功效	性温，可理气解郁、通经活络，有疏肝养血的作用	补气养血、活血润肤

66

红枣红茶 养血安神

材料

红枣
3枚

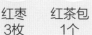
红茶包
1个

红糖
适量

泡法

将红枣洗净，去核，果肉切小块，与红茶包、红糖一起放入杯中，倒入沸水，盖盖子闷泡3~5分钟，调匀即可。

不宜饮用人群

• 月经量较多的女性

• 容易上火者　• 糖尿病患者

最佳饮用时间

• 贫血时

• 气血虚弱导致疲倦乏力时

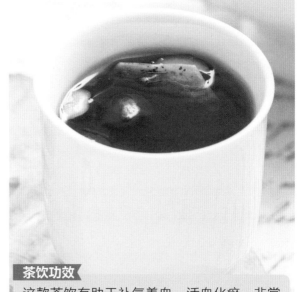

茶饮功效

这款茶饮有助于补气养血、活血化瘀，非常适合女性饮用。

红豆养血茶 补气养血

材料

红豆
20克

桂圆肉
10克

莲子
10克

红糖
适量

泡法

1 莲子、红豆洗净，浸泡2小时。

2 锅内放红豆、莲子，加适量水烧沸，转小火煮1小时，加桂圆肉再煮30分钟，调入红糖即可。

不宜饮用人群

• 内热较旺者

最佳饮用时间

• 气血两亏时　• 心烦不安时

• 四肢冰凉、血液循环差时

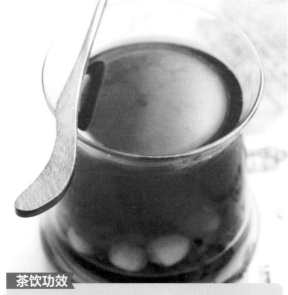

茶饮功效

这款茶饮有助于补气养血，改善血液循环。

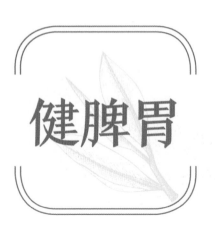

健脾胃

饮食原则

- 饮食规律，细嚼慢咽，宜食用质软、易消化的食物
- 饮食宜低脂，富含维生素，并有适量蛋白质，含有足够的热量
- 忌对肠胃产生强烈刺激的食物，如冷饮、辛辣食品
- 忌暴饮暴食
- 忌食块大、坚硬的食物

茉莉桂花健胃茶

暖胃健脾

材料

 茉莉花3克　 桂花3克

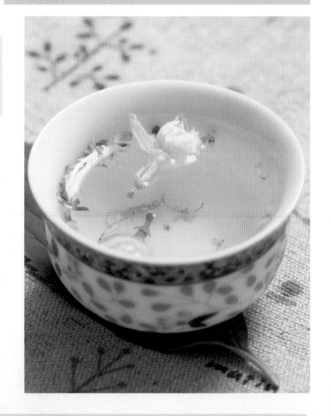

泡法

将茉莉花、桂花一起放入杯中，倒入沸水，浸泡3～5分钟即可。

不宜饮用人群

- 甲亢患者

最佳饮用时间

- 胃寒不适时
- 食欲不佳时
- 腹胀不适时

茶饮功效

茉莉花		桂花		
开郁和胃、醒脾健胃	+	通经活络、散寒暖胃	>>	醒脾健胃、散寒活血

太子参乌梅茶 健脾胃

材料

太子参	甘草	乌梅	冰糖
6克	3克	3颗	适量

泡法

将所有材料一起放入杯中，倒入沸水，盖盖子闷泡约8分钟即可。

不宜饮用人群

• 水肿者

最佳饮用时间

• 食欲缺乏时
• 病后体虚时
• 盗汗时

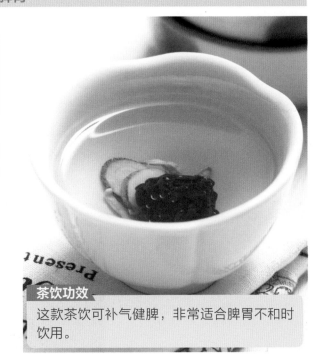

茶饮功效

这款茶饮可补气健脾，非常适合脾胃不和时饮用。

山楂大麦茶 健脾胃，消脂减肥

材料

山楂片	大麦茶	陈皮
5克	8克	2克

泡法

将所有材料一起放入杯中，倒入沸水，盖盖子闷泡约5分钟即可。

不宜饮用人群

• 月经期女性

最佳饮用时间

• 进食油腻食物后
• 消化不良时　• 肥胖时

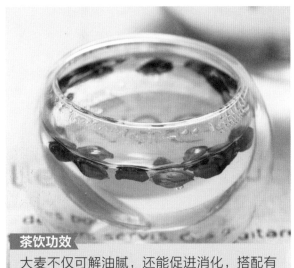

茶饮功效

大麦不仅可解油腻，还能促进消化，搭配有健胃消积作用的山楂和陈皮，这款茶饮有助于健脾胃、消脂减肥。

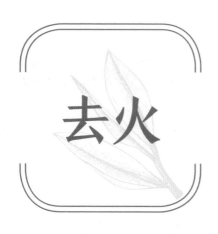

去火

饮食原则

- 宜食清淡、清热食物
- 多喝水
- 多食新鲜绿叶蔬菜，以及富含膳食纤维、维生素的谷物
- 忌食辛辣、煎炸类食物
- 忌烟酒

桑菊绿茶饮 　清肝，去肺火

材料

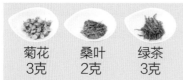

| 菊花 | 桑叶 | 绿茶 |
| 3克 | 2克 | 3克 |

泡法

将菊花、桑叶、绿茶一起放入杯中，倒入沸水，浸泡3~5分钟即可。

不宜饮用人群

- 脾胃虚寒者
- 腹泻者

最佳饮用时间

- 熬夜加班时
- 外感风热感冒时
- 目赤昏花时

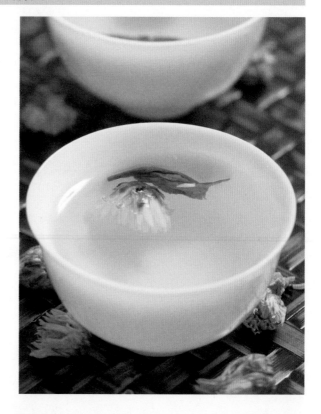

茶饮功效

菊花		桑叶		绿茶		
清热、去肝火	+	疏散风热、清肺润燥、清肝明目	+	生津止渴、清心除烦	»	清肝火、除肺燥

莲子心甘草茶 去心火，缓解口舌生疮

材料

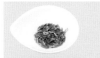

莲子心2克　甘草2克

泡法

将莲子心、甘草一起放入杯中，倒入沸水，盖盖子闷泡约5分钟即可。

不宜饮用人群

· 畏寒怕冷者

最佳饮用时间

· 心情烦躁时

· 口舌生疮时

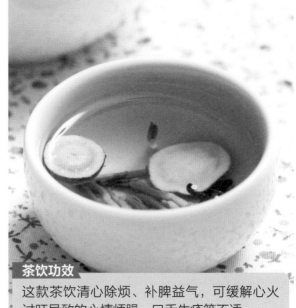

茶饮功效

这款茶饮清心除烦、补脾益气，可缓解心火过旺导致的心情烦躁、口舌生疮等不适。

金莲桂花去火茶 降火，润肺化痰

材料

金莲花　金橘　桂花　冰糖
5克　　2颗　　2克　　适量

泡法

将金橘洗净，切小块，同其余材料一起放入茶壶中，倒入沸水，盖盖子闷泡约5分钟即可。

不宜饮用人群

· 糖尿病患者

最佳饮用时间

· 肺热咳嗽、痰多时

· 气郁不舒、心烦不安时

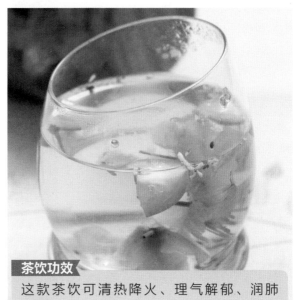

茶饮功效

这款茶饮可清热降火、理气解郁、润肺化痰。

菊槐茉莉清火茶

材料

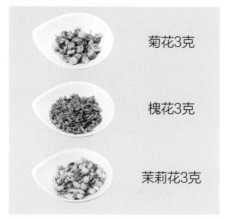

菊花3克

槐花3克

茉莉花3克

泡法

将所有材料一起放入杯中，倒入沸水，浸泡约5分钟即可。

不宜饮用人群

• 脾胃虚寒者
• 腹泻者

最佳饮用时间

• 出现肝火上炎症状时，如头晕、面红、目赤、口苦、易怒等
• 便秘时

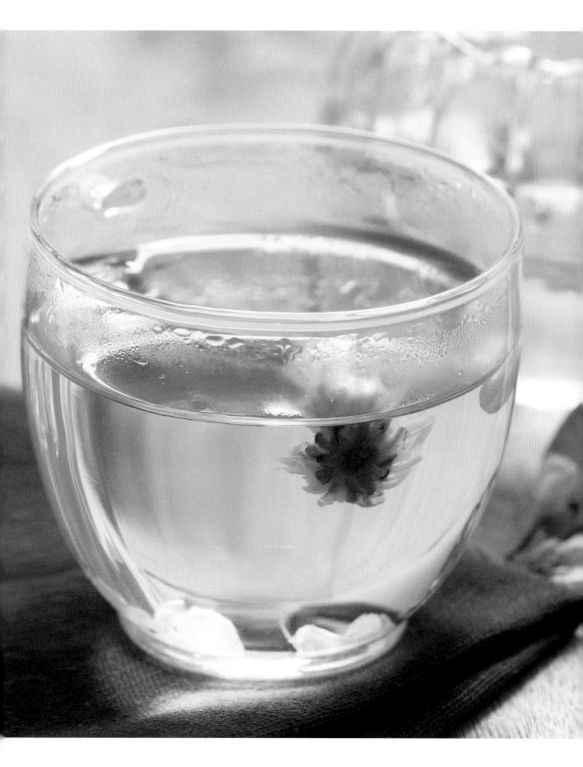

增强抵抗力

饮食原则
- 常吃富含维生素C的新鲜蔬果
- 常食全谷类食物以及有抗氧化作用的食物
- 忌食辛辣、刺激性食物
- 忌食肥腻厚味及甜食
- 忌烟酒

桃花木蝴蝶茶　通经络，调节免疫力

材料

桃花3克　　木蝴蝶2克

泡法
将桃花、木蝴蝶放入杯中，倒入沸水，浸泡约3分钟即可。

不宜饮用人群
- 月经期女性
- 腹泻者

最佳饮用时间
- 肺热反复咳嗽时
- 肠燥大便不畅时
- 抵抗力低下时

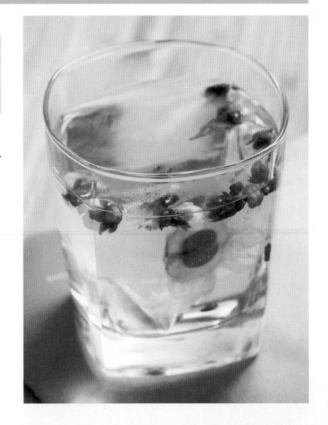

茶饮功效

桃花	木蝴蝶	
活血化瘀、通经促便	+ 生津止渴、解湿热	≫ 清内热、通经络、提高免疫力

西洋参茶 补气安神，调节免疫力

材料

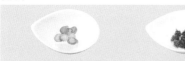

西洋参片3克　　　　三七2克

茶饮功效

这款茶饮可补气养阴、清热活血，具有抗疲劳、调节免疫力的作用。

泡法

将西洋参片、三七一起放入杯中，倒入沸水，盖盖子闷泡约8分钟即可。

不宜饮用人群

• 脾胃虚寒者　　• 腹泻者

最佳饮用时间

• 工作繁忙、加班熬夜时

• 抵抗力差时　　• 气虚无力时

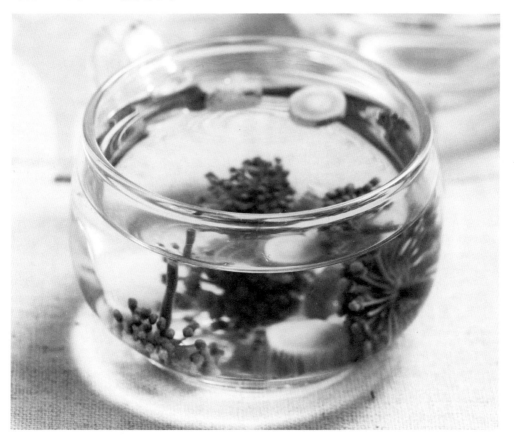

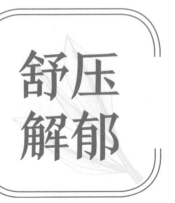

舒压解郁

饮食原则
- 多摄取富含维生素的食物
- 不宜食用热性食物
- 不宜食用刺激性食物

玫瑰合欢茶 | 理气解郁

材料

玫瑰花
3克

合欢花
3克

冰糖
3克

泡法
1 玫瑰花和合欢花放入杯中，倒入沸水。
2 泡2~3分钟，加入冰糖搅拌至化即可。

不宜饮用人群
- 孕妇
- 月经期女性

最佳饮用时间
- 压力大时
- 心情烦闷时
- 下午茶时

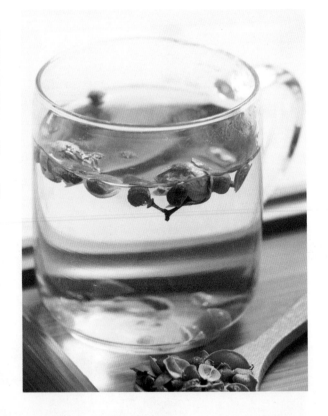

茶饮功效

玫瑰花	合欢花	
缓和情绪、理气解郁、消除疲劳	**+** 解郁安神、镇静养心	**》** 调节情绪，改善忧郁失眠症状

▍薰衣草丁香茶　舒缓压力，安抚情绪

材料

薰衣草	丁香	洋甘菊
3克	2克	3克

泡法

将所有材料一起放入杯中，倒入沸水，浸泡3分钟左右即可。

不宜饮用人群

• 孕妇

最佳饮用时间

• 工作、学习压力大时
• 烦躁不安时
• 睡眠不佳时

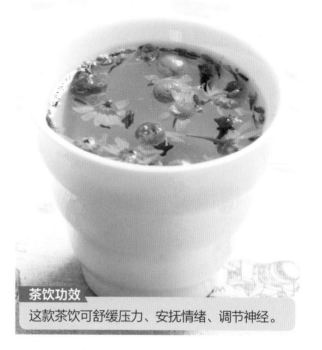

茶饮功效
这款茶饮可舒缓压力、安抚情绪、调节神经。

▍迷迭香玫瑰茶　行气解郁，安神止痛

材料

迷迭香3克	玫瑰花6克

泡法

将迷迭香、玫瑰花一起放入杯中，倒入沸水，浸泡约10分钟即可。

不宜饮用人群

• 孕妇　　　　　• 腹泻者
• 高血压患者

最佳饮用时间

• 疲劳、头昏时　• 精神紧张时

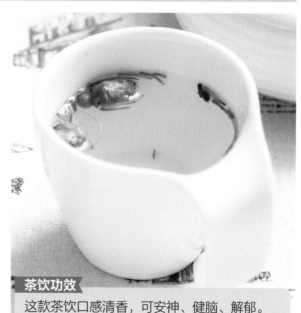

茶饮功效
这款茶饮口感清香，可安神、健脑、解郁。

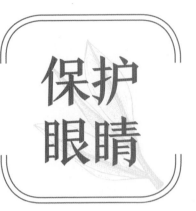
保护
眼睛

饮食原则
- 宜多吃富含花青素的蔬果，如紫甘蓝、蓝莓、樱桃、草莓、葡萄等
- 多饮水
- 少饮咖啡、酒
- 忌食辛辣、刺激食物

菊花枸杞茶　清肝火，养阴明目

材料

| 菊花 6克 | 枸杞子 2克 | 冰糖 少许 |

泡法
将菊花、枸杞子、冰糖一起放入杯中，倒入沸水，浸泡约5分钟即可。

不宜饮用人群
- 脾胃虚寒者
- 腹泻者
- 糖尿病患者

最佳饮用时间
- 眼睛干涩时
- 使用电脑工作时

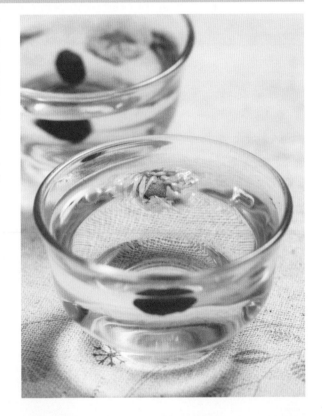

茶饮功效

菊花	枸杞子	
清肝明目、去火 **+**	补肾益精、养肝明目 **》**	清肝火、养阴明目，缓解视疲劳

五味子绿茶 护眼明目

材料

 五味子5克

 绿茶3克

泡法
将五味子、绿茶一起放入杯中，倒入沸水，浸泡约3分钟即可。

不宜饮用人群
• 便秘者　　• 咳嗽初期者

最佳饮用时间
• 长时间使用电脑时
• 眼睛干涩不适时
• 免疫力低下时

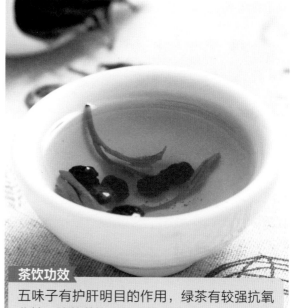

茶饮功效
五味子有护肝明目的作用，绿茶有较强抗氧化性，这款茶饮有助于护眼明目。

桑葚菊花茶 缓解夜盲症

材料

 菊花 5克

 桑葚 6克

冰糖 适量

泡法
将所有材料一起放入杯中，倒入沸水，浸泡约5分钟即可。

不宜饮用人群
• 脾胃虚寒者　　• 腹泻者
• 糖尿病患者

最佳饮用时间
• 眼干眼涩时　　• 便秘时

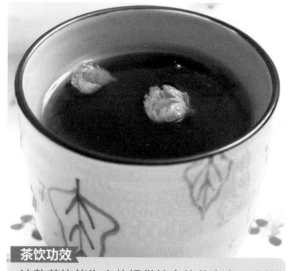

茶饮功效
这款茶饮能为人体提供较多的花青素，改善视觉敏锐度，缓解眼睛不适。

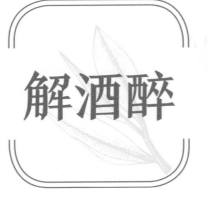

解酒醉

饮食原则

- 酒后可食用促进酒精代谢的食物，如西瓜、蜂蜜、番茄、芹菜等
- 饮酒前可食用葡萄、牛奶等以预防醉酒
- 忌多种酒类混合饮用

桂花乌梅醒酒茶 · 醒酒，促进肝脏解酒

材料

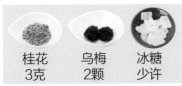

桂花 3克　　乌梅 2颗　　冰糖 少许

泡法

将桂花、乌梅、冰糖一起放入杯中，倒入沸水，盖盖子闷泡约10分钟即可。

不宜饮用人群

- 脾胃虚寒者
- 腹泻者

最佳饮用时间

- 酒后烦渴时
- 胃肠不适时
- 夏季食欲不佳时

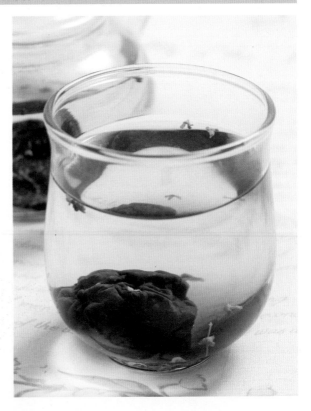

茶饮功效

桂花	乌梅	
气味芳香，养肝，可缓解胃肠不适	＋ 生津开胃、解宿醉	≫ 可醒酒，促进肝脏解酒

葛根茶 生肌解痉，促进酒精代谢

材料

葛根6克

泡法

将葛根放入杯中，倒入沸水，盖盖子闷泡约15分钟即可。

不宜饮用人群
- 气虚胃寒者
- 腹泻者

最佳饮用时间
- 饮酒过度时
- 女性更年期时
- 肝功能不佳时

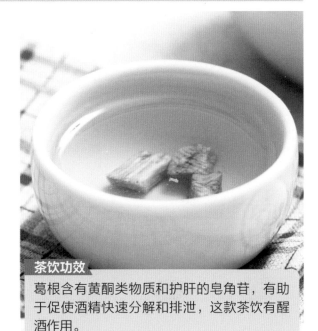

茶饮功效

葛根含有黄酮类物质和护肝的皂角苷，有助于促使酒精快速分解和排泄，这款茶饮有醒酒作用。

蜂蜜柠檬姜茶 加速酒精代谢

材料

生姜片 鲜柠檬片 蜂蜜
5克 10克 适量

泡法

将生姜片、鲜柠檬片放入杯中，倒入沸水冲泡，闷泡约3分钟，待温度适宜加入蜂蜜调味即可。

不宜饮用人群
- 糖尿病患者

最佳饮用时间
- 醉酒后
- 出现暑热时

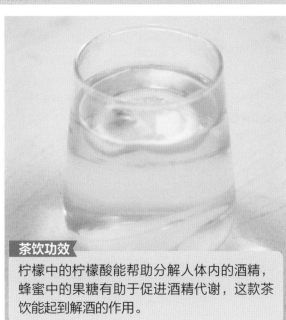

茶饮功效

柠檬中的柠檬酸能帮助分解人体内的酒精，蜂蜜中的果糖有助于促进酒精代谢，这款茶饮能起到解酒的作用。

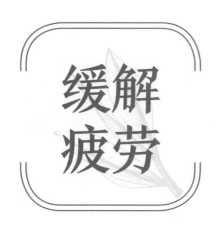

缓解
疲劳

饮食原则

- 宜补充优质蛋白质、矿物质，如奶及奶制品、蛋、鱼、瘦肉、猪肝、大豆及其制品
- 宜多吃富含B族维生素的食物
- 多饮水
- 少吃纯糖和脂肪含量高的食物
- 忌食辛辣、油炸等易上火的食物

枸杞桂圆茶　安神养心，消除疲劳

材料

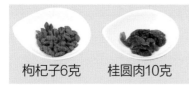

枸杞子6克　　桂圆肉10克

泡法

将枸杞子、桂圆肉一起放入杯中，倒入沸水，盖盖子闷泡约10分钟即可。

不宜饮用人群

- 便秘者　　• 消化不良者
- 孕妇

最佳饮用时间

- 加班熬夜后　　• 贫血时
- 心烦不安时

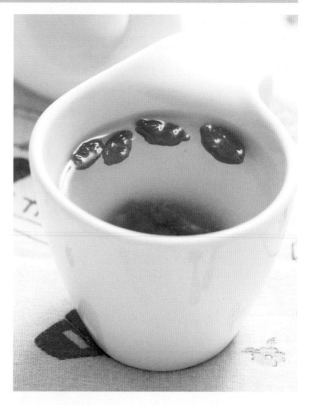

茶饮功效

枸杞子		桂圆肉		
补血安神、益气养肝	＋	养血安神、健脾养心	≫	补养气血、安神养心、缓解疲劳

莲子红枣茶　安神，补气血

材料

莲子
15克

红枣
3枚

玫瑰花
5克

泡法

1 莲子洗净，泡发；红枣洗净，去核。

2 锅内放莲子、红枣和适量清水，大火烧沸，小火煎煮至莲子软烂时离火，放入玫瑰花，待温热时即可。

不宜饮用人群

• 便秘者

最佳饮用时间

• 加班熬夜后　　• 心烦不安时

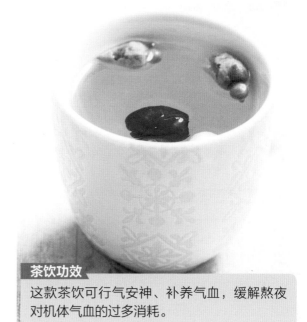

茶饮功效

这款茶饮可行气安神、补养气血，缓解熬夜对机体气血的过多消耗。

茉莉玫瑰菩提茶　安神

材料

茉莉花3克

玫瑰花3克

金盏花2克

菩提叶2克

泡法

将所有材料一起放入杯中，倒入沸水，浸泡约3分钟即可。

不宜饮用人群

• 孕妇

最佳饮用时间

• 加班熬夜后　　• 头晕头痛时

• 烦躁不安、难以入睡时

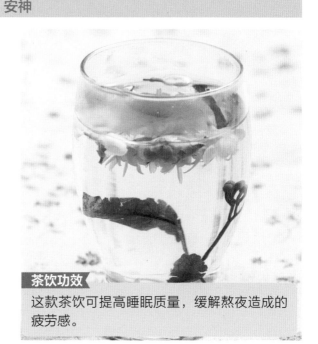

茶饮功效

这款茶饮可提高睡眠质量，缓解熬夜造成的疲劳感。

其他日常保健茶饮范例

防辐射	防辐射茶	红枣+桂圆
	桂皮山楂茶	桂皮+山楂+红糖
清新口气	藿香茶	藿香+佩兰+泽泻+苍术
泻火解毒	柠檬苦瓜茶	柠檬+干苦瓜片
	黄柏绿茶	黄柏+绿茶
利咽护嗓	胖大海木蝴蝶茶	胖大海+木蝴蝶+枸杞子
	桔梗甘草茶	桔梗+生甘草
	橄榄绿茶	橄榄+绿茶
	橄榄胖大海茶	橄榄+胖大海+绿茶+蜂蜜
养血补脑茶	当归柴胡茶	当归+柴胡+枳壳
改善睡眠	竹茹茶	竹茹+合欢皮
	洋甘菊鼠尾草茶	洋甘菊+鼠尾草+西洋参+铁观音
消除疲劳	太子参茶	太子参
	茉莉醒脑茶	茉莉花+薄荷+肉桂+蜂蜜
养发乌发	菟丝女贞茶	菟丝子+沙苑子+女贞子+旱莲草
消除焦虑	郁金合欢茶	郁金+合欢皮
	竹叶清心茶	淡竹叶+灯心草
调理肠胃茶	黄芪黑茶	黄芪+黑茶
延缓衰老	橙子玫瑰茶	橙子+玫瑰花
解毒静心	茯苓菊花绿茶	茯苓+菊花+绿茶
活血通经	川芎天麻茶	川芎+天麻+葛根+白芷+铁观音
益智提神	菖蒲天麻茶	石菖蒲+天麻+西洋参+柴胡+玉竹
增强免疫力	黄芪防风茶	黄芪+白术+防风
增进食欲	番茄洋参茶	番茄+西洋参+绿茶
	青梅绿茶	青梅+绿茶+冰糖
保肝排毒	洋甘菊马鞭草茶	洋甘菊+马鞭草+迷迭香+玫瑰茄

Part

4

对症调理茶饮
无病一身轻

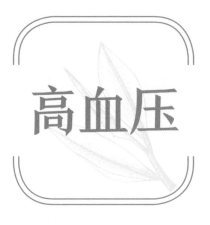

高血压

饮食原则

- 多吃富含蛋白质、钾的食物
- 宜清淡、低盐、低脂饮食
- 宜食富含水分及膳食纤维的蔬果，以保持大便通畅
- 忌高脂、油炸食物和甜饮料
- 忌烟酒、浓咖啡

金盏花苦丁茶 辅助调理高血压

材料

金盏花5克

苦丁茶5克

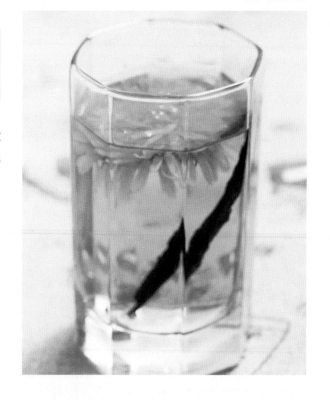

泡法

将金盏花、苦丁茶一起放入杯中，倒入沸水，盖盖子闷泡约5分钟即可。

不宜饮用人群

- 脾胃虚寒者
- 体质虚弱者
- 月经期女性

最佳饮用时间

- 腹胀积食时
- 头晕、头痛时
- 肝火亢盛血压升高时

茶饮功效

金盏花	苦丁茶	
清肝火，对肝火旺盛引起的血压升高有辅助调理作用 **+**	清肝火、散风热，缓解肝火旺盛引起的头痛、心烦、口渴 **》**	缓解肝火亢盛型高血压

决明子荷叶茶 缓解肝火亢盛型高血压

材料

| 决明子 10克 | 荷叶 3克 | 乌龙茶 3克 |

泡法

1 决明子干炒至出味；荷叶切丝。
2 将决明子、荷叶丝、乌龙茶一起放入杯中，倒入沸水，盖盖子闷约10分钟即可。

不宜饮用人群

- 腹泻者
- 气血虚弱者
- 低血压患者

最佳饮用时间

- 肝火亢盛血压升高时
- 血脂升高时

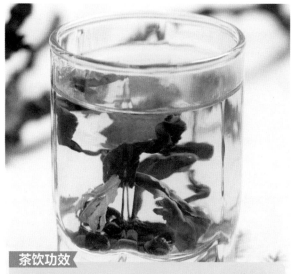

茶饮功效

决明子可清肝火、降血压，荷叶、乌龙茶均可降血脂，延缓血管衰老。这款茶饮有助于稳定血压。

菊花山楂罗布麻茶包 清火，降压

材料

| 菊花 20克 | 山楂片30克 | 罗布麻叶 15克 |

泡法

1 将全部材料分成10份，分别装入10个茶包中。
2 每次取1袋，沸水冲泡，闷15分钟左右即可，可反复冲泡。

不宜饮用人群

- 脾胃虚弱者

最佳饮用时间

- 有上火症状时
- 血压升高时

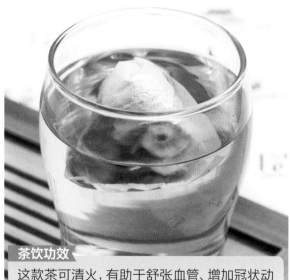

茶饮功效

这款茶可清火，有助于舒张血管、增加冠状动脉血流量，有助于调控血压。

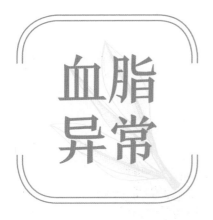

血脂异常

饮食原则

- 宜多食新鲜蔬果及菌藻类
- 宜食用鱼类等富含不饱和脂肪酸又低脂的食物
- 多食粗粮及大豆制品
- 忌饮食油腻

普洱菊花茶　降血脂

材料

熟普洱5克

菊花5克

泡法

将熟普洱、菊花一起放入杯中，倒入沸水，盖盖子闷泡3~5分钟即可。

不宜饮用人群

- 空腹者

最佳饮用时间

- 血脂升高时
- 眼睛疲劳时
- 头晕、耳鸣时

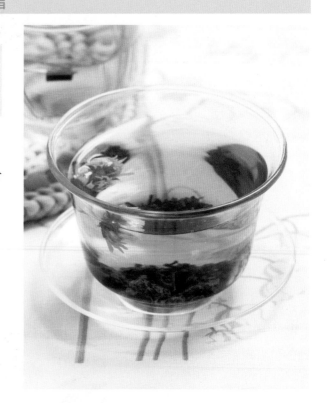

茶饮功效

熟普洱	菊花	
经过发酵的熟普洱具有养胃护胃、降血脂的功效	疏散风热，平抑肝阳，缓解血脂异常患者血液循环不佳的症状	有助于降血脂，改善血液循环

绞股蓝苦瓜茶 调节血脂

材料

绞股蓝
6克　　　　干苦瓜片
3克

泡法

将绞股蓝、干苦瓜片一起放入杯中，倒入沸水，盖盖子闷泡约8分钟即可。

不宜饮用人群

- 脾胃虚寒者　　• 腹泻者

最佳饮用时间

- 血脂升高时　　• 大便干燥时
- 血糖升高时

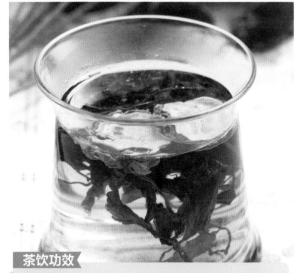

茶饮功效

绞股蓝含丰富的芦丁等黄酮类物质，可降血脂。苦瓜含苦瓜苷，可调节血脂。这款茶饮有助于调脂控压。

桑叶山楂降脂茶 降血脂

材料

桑叶3克　　　山楂片6克

泡法

将桑叶、山楂片一起放入杯中，倒入沸水，盖盖子闷泡约5分钟即可。

不宜饮用人群

- 外感风寒感冒者
- 胃酸过多者

最佳饮用时间

- 血脂升高时　　• 消化不良时
- 风热感冒出现咽痛、咳嗽时

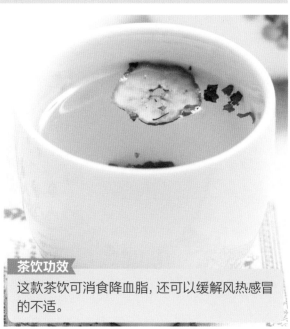

茶饮功效

这款茶饮可消食降血脂，还可以缓解风热感冒的不适。

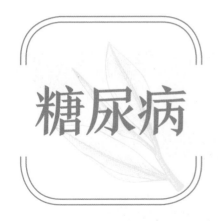

糖尿病

饮食原则

- 少食多餐，定时定量
- 少食煎炸类食物以及猪皮、鸡皮等富含油脂的食物
- 少食动物内脏等富含胆固醇的食物
- 少食精制加工肉类和精制碳水主食
- 忌饮食过咸

黄芪山药茶 辅助调理糖尿病

材料

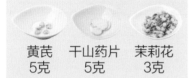

| 黄芪 5克 | 干山药片 5克 | 茉莉花 3克 |

泡法

将所有材料一起放入杯中，倒入沸水，盖盖子闷泡约5分钟即可。

不宜饮用人群

- 消化不良者
- 积食者

最佳饮用时间

- 血糖升高时
- 脾胃气虚时
- 心烦气躁时

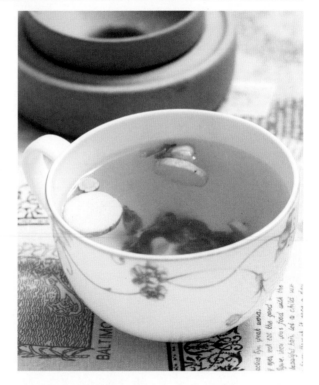

茶饮功效

黄芪	山药	茉莉花	
可增加胰岛素敏感性，有助于稳定血糖	+ 补中益气，富含黏蛋白，有助于控制血糖	+ 安定情绪，缓解糖尿病患者心烦气躁等不适	» 可预防血糖骤然升高，缓解糖尿病者的多种不适

甜菊叶茶 稳定血糖

材料

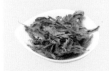

甜菊叶5克

泡法

将甜菊叶放到杯中，倒入沸水，浸泡8~10分钟即可。

不宜饮用人群

• 无明显禁忌人群

最佳饮用时间

• 口干、口渴时
• 疲劳时

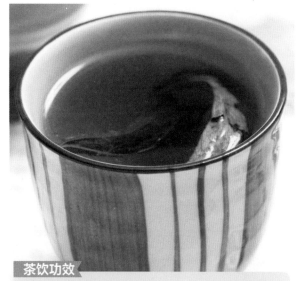

茶饮功效

甜菊叶含有甜菊苷等物质，糖尿病患者适当饮用这款茶饮有助于稳定血糖、提高免疫力。

枸杞麦冬茶 滋阴，控糖

材料

枸杞子6克　　麦冬3克

泡法

将枸杞子、麦冬一起放入杯中，倒入沸水，盖盖子闷泡约10分钟即可。

不宜饮用人群

• 腹泻者　　　• 脾胃虚寒者
• 感冒发热者

最佳饮用时间

• 口干、口渴时　• 心烦不安时
• 大便干燥时

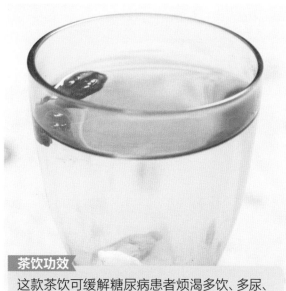

茶饮功效

这款茶饮可缓解糖尿病患者烦渴多饮、多尿、体虚无力、大便干结等症状。

感冒

饮食原则
- 饮食清淡，适当补充蛋白质
- 多饮白开水
- 忌食辛辣、油腻食物

连翘金银花茶 　对抗风热感冒

材料

金银花5克

连翘5克

泡法
金银花、连翘放入杯中，倒入沸水，冲泡3分钟左右即可。

不宜饮用人群
· 脾胃虚寒者

最佳饮用时间
· 风热感冒时　· 高热烦渴时

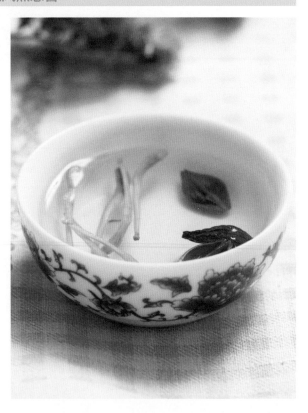

茶饮功效

金银花		连翘		
清热解毒、疏散风热	+	性微寒，味苦，可清心火	≫	预防和调理风热感冒

板蓝根防感冒茶 预防调理流感

材料

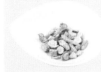 板蓝根3克

泡法

将板蓝根放入杯中，倒入沸水，盖盖子闷泡约5分钟即可。

不宜饮用人群

• 有过敏史者

最佳饮用时间

• 预防流感时
• 感染流感时

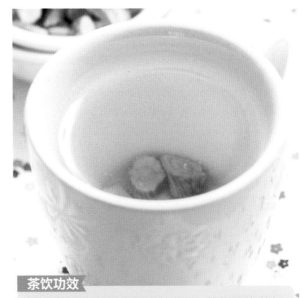

茶饮功效

这款茶饮具有清热解毒的作用，能增强身体抵抗力，预防和调理流感。

党参紫苏茶 对抗气虚感冒

材料

紫苏叶5克　　党参5克

泡法

将党参和紫苏叶放入杯中，用沸水冲泡2~3分钟即可。

不宜饮用人群

• 气弱表虚者　• 气滞血瘀者
• 肝阳上亢者

最佳饮用时间

• 气虚感冒时　• 气短气促时

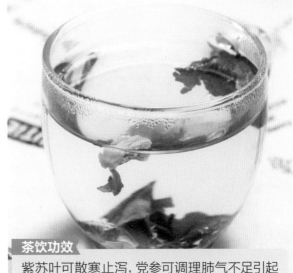

茶饮功效

紫苏叶可散寒止泻，党参可调理肺气不足引起的咳嗽气促等症，这款茶饮可对抗气虚感冒。

生姜红糖茶 对抗风寒感冒

材料

| 生姜片10克 | 红糖5克 | 红枣3枚 |

泡法

生姜片、红糖、红枣一起放入杯中，倒入沸水，盖盖子闷泡约10分钟即可。

不宜饮用人群

• 阴虚火旺者　• 肺炎患者

最佳饮用时间

• 风寒感冒时　• 咽喉肿痛时

• 头痛鼻塞时

茶饮功效

生姜可祛风散寒、发汗解表，与红糖和红枣搭配，这款茶饮可益气养血、散寒护肺。

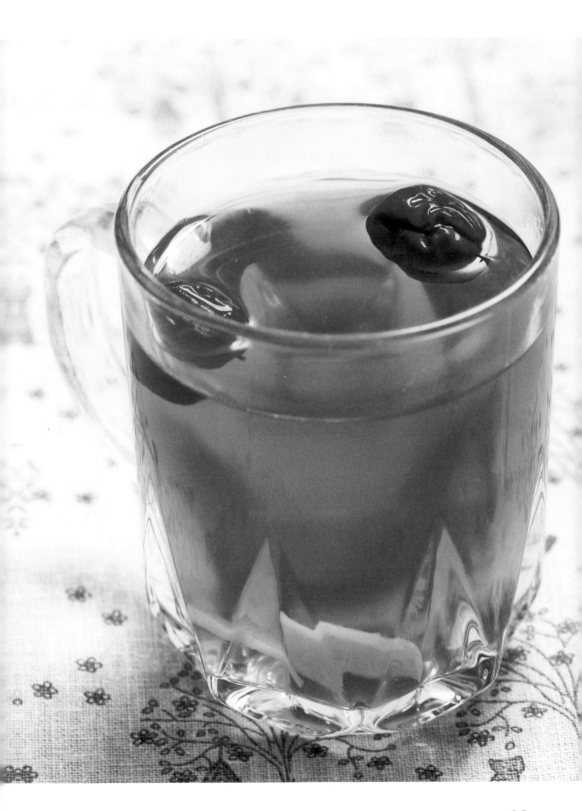

咳嗽

杏仁止咳茶 缓解夜嗽不止

材料

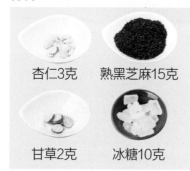

杏仁3克　熟黑芝麻15克

甘草2克　冰糖10克

泡法

将熟黑芝麻、杏仁、甘草、冰糖一起放碗中，倒入适量沸水，浸泡约10分钟即可。

不宜饮用人群
- 腹泻者
- 慢性肠炎患者

最佳饮用时间
- 干咳无痰时
- 肺热干咳时

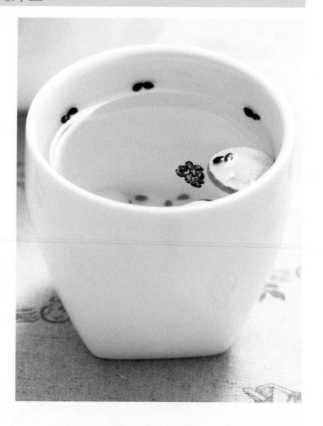

茶饮功效

杏仁	黑芝麻	甘草	
止咳平喘、宣肺化痰	+ 补肺气、止咳化痰	+ 清热解毒、祛痰止咳	>> 止咳平喘，辅助调理夜间咳嗽

96

款冬花止咳茶 辅助调理肺寒引起的咳嗽

材料

款冬花9克

冰糖适量

泡法
将款冬花、冰糖一起放杯中，倒入沸水，盖盖子闷泡约10分钟即可。

不宜饮用人群
• 无特殊禁忌

最佳饮用时间
• 感冒咳嗽时　　• 咽喉痒痛时
• 急慢性支气管炎时

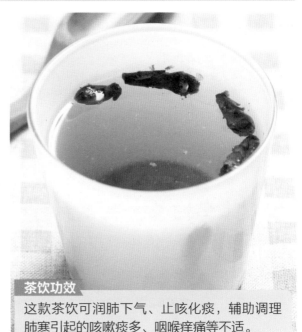

茶饮功效
这款茶饮可润肺下气、止咳化痰，辅助调理肺寒引起的咳嗽痰多、咽喉痒痛等不适。

千日红茶 祛燥化痰

材料

千日红花5克

泡法
将千日红花放入杯中，倒入沸水，浸泡约5分钟即可。

不宜饮用人群
• 孕妇

最佳饮用时间
• 气喘咳嗽时　　• 头晕、头痛时
• 慢性支气管炎时

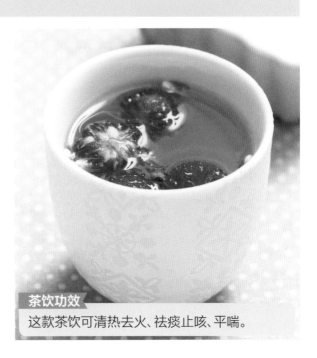

茶饮功效
这款茶饮可清热去火、祛痰止咳、平喘。

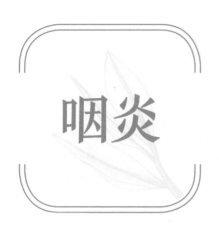

咽炎

饮食原则
- 多吃富含维生素A、B族维生素以及维生素C的食物
- 多饮水
- 忌食辛辣、刺激性食物

罗汉果乌梅茶　缓解咽喉肿痛

材料

罗汉果10克

乌梅2颗

五味子5克

甘草3克

泡法
将罗汉果、乌梅（去核）捣碎，与其他材料一起放入锅中，倒入适量清水，大火烧沸后，小火煎煮约15分钟即可。

不宜饮用人群
- 实热者
- 积滞者

最佳饮用时间
- 慢性支气管炎时
- 咽喉炎时
- 急性扁桃体炎时

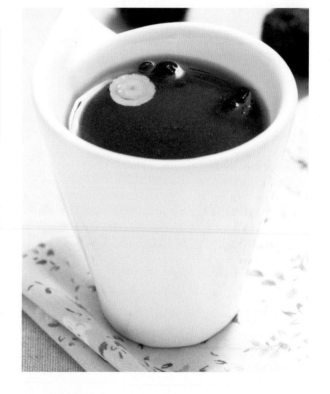

茶饮功效				
罗汉果	**乌梅**	**五味子**	**甘草**	
生津止渴、清咽止咳	收敛止涩、抗菌、抗过敏	用于肺气虚所致的久咳、干咳、咽痛	调和诸药，清热解毒	生津润嗓，辅助调理咽喉肿痛

决明子木蝴蝶茶

清肺热，利咽清嗓

材料

决明子 胖大海 甜菊叶 木蝴蝶
10克　　1枚　　2克　　2克

泡法

将所有材料一起放入杯中，倒入沸水，盖盖子闷泡约5分钟即可。

不宜饮用人群

- 风寒咳嗽者　　- 脾胃虚寒者
- 孕妇

最佳饮用时间

- 咽喉肿痛、音哑时
- 扁桃体发炎时
- 急慢性气管炎时

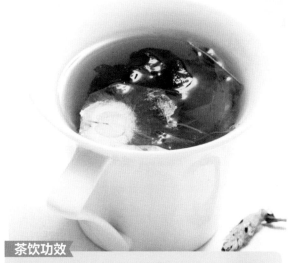

茶饮功效

这款茶饮清热润肺、利咽解毒，对咽喉肿痛、喉咙干痒音哑、急慢性气管炎、扁桃体炎有较好的调理效果。

胖大海菊花麦冬茶包

清咽润喉

材料

胖大海　　菊花　　麦冬
10枚　　30克　　50克

泡法

1 将全部材料分成10份，分别装入10个茶包中。

2 每次取1个茶包，沸水冲泡，闷15分钟左右即可，可反复冲泡。

不宜饮用人群

- 肠胃功能不佳者　　- 血压偏低者

最佳饮用时间

- 咽喉肿痛时　　- 痰热咳嗽时

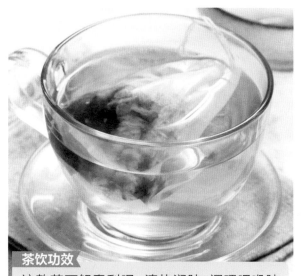

茶饮功效

这款茶可解毒利咽、清热润肺，调理咽喉肿痛、口干咽燥、肺燥干咳等症。

便秘

饮食原则

- 宜增加饮食中膳食纤维的摄取量，多食蔬菜
- 多饮水
- 忌主食过于精细
- 忌食辣椒、咖啡、酒等刺激性食物

桃花蜜茶 缓解燥热便秘

材料

桃花3克

蜂蜜适量

泡法

将桃花放入杯中，倒入沸水，浸泡3~5分钟后，滤出茶汤，待茶汤温热时调入蜂蜜即可。

不宜饮用人群

- 脾胃虚寒者
- 孕妇

最佳饮用时间

- 燥热便秘时
- 小便赤短时

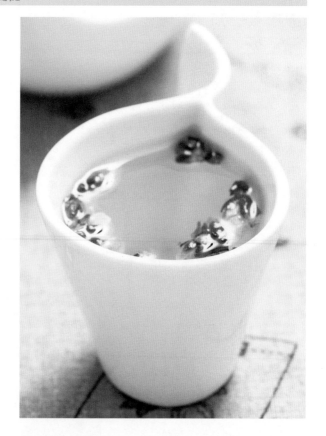

茶饮功效		
桃花	**蜂蜜**	
润燥滑肠、泻下利水 +	润肠通便 >>	清热润燥、泻下通便

杏仁润肠茶 润肠燥

材料

杏仁	人参须	当归
2克	8克	8克

泡法

将杏仁压碎，与人参须、当归一起放入杯中，倒入沸水，盖盖子闷泡约15分钟即可。

不宜饮用人群

• 脾虚易腹泻者

最佳饮用时间

• 肠燥便秘时

• 便秘伴口干、肺热时

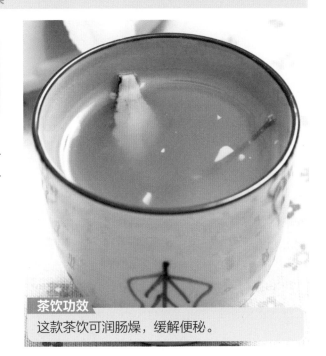

茶饮功效

这款茶饮可润肠燥，缓解便秘。

苹果绿茶 缓解轻度便秘

材料

苹果果肉	绿茶	蜂蜜
50克	3克	适量

泡法

1 将苹果果肉切成薄片。

2 将绿茶放入杯中，倒入85℃左右的开水，3~5分钟后滤茶汤，放入苹果片，待温热时调入蜂蜜即可。

不宜饮用人群

• 糖尿病患者

最佳饮用时间

• 大便干燥时 • 轻度便秘时

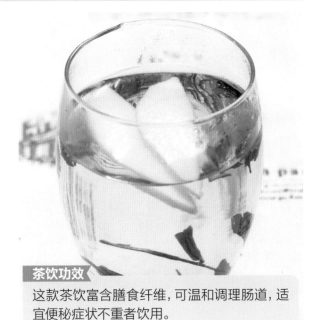

茶饮功效

这款茶饮富含膳食纤维，可温和调理肠道，适宜便秘症状不重者饮用。

腹泻

饮食原则

● 宜食清淡、易消化的食物，避免食用富含膳食纤维的食物

● 宜适量补水和钠、钾等矿物质，避免脱水

● 宜选择蛋、瘦肉等低脂、高蛋白食物

● 忌食油炸、油煎等不易消化的食物

紫苏甘菊茶 消炎止泻

材料

| 紫苏叶 | 野菊花 | 薄荷叶 |
| 3克 | 3克 | 3克 |

泡法

将所有材料一起放入杯中，倒入沸水，浸泡3～5分钟即可。

不宜饮用人群

· 气虚者

最佳饮用时间

· 腹泻腹痛时
· 食欲不佳时
· 胃部不适时

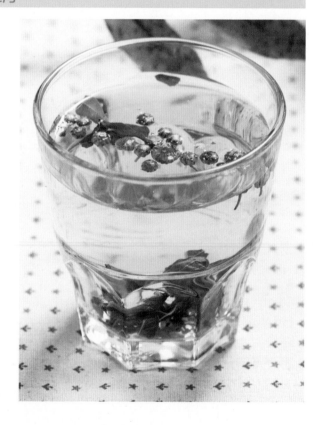

茶饮功效

| 紫苏叶 | | 野菊花 | | 薄荷叶 | | |
| 散寒理气、解毒止痛 | + | 清火解毒、抗菌消炎 | + | 消炎镇痛 | >> | 消炎止泻 |

石榴皮茶 止泻驱虫

材料

 石榴皮15克

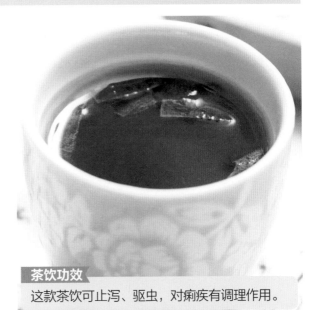

泡法

将石榴皮洗净，切成小块，放入杯中，倒入沸水，闷泡约10分钟即可。

不宜饮用人群

• 大便干结者

最佳饮用时间

• 痢疾腹泻时
• 肠道感染寄生虫时

茶饮功效

这款茶饮可止泻、驱虫，对痢疾有调理作用。

乌梅芡实茶 补脾止泻

材料

 乌梅4颗 芡实15克 白术11克

 熟地黄10克 山楂片15克

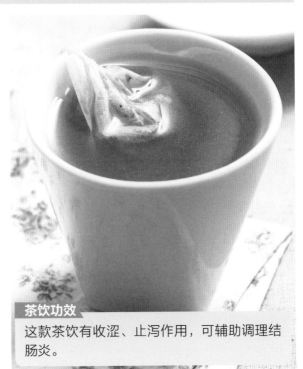

泡法

乌梅去核、切碎，其余材料研成粉末。所有材料混合后分装入10个茶包中，每次取1个茶包放入杯中倒入沸水，浸泡约5分钟即可。

不宜饮用人群

• 便秘者

最佳饮用时间

• 结肠炎时　　• 尿频时
• 脾胃虚弱、食欲不佳时

茶饮功效

这款茶饮有收涩、止泻作用，可辅助调理结肠炎。

鱼腥草山楂茶 健脾止泻

材料

干鱼腥草7克　　　山楂片6克

泡法

将干鱼腥草、山楂片一起放入杯中，倒入沸水，盖盖子闷泡约10分钟即可。

不宜饮用人群

• 孕妇
• 体质虚寒者

最佳饮用时间

• 肠炎腹泻时
• 脾虚食欲缺乏时

茶饮功效

鱼腥草是天然消炎药，含抗菌成分，可解大肠热毒；山楂可健脾胃、补脾止泻。

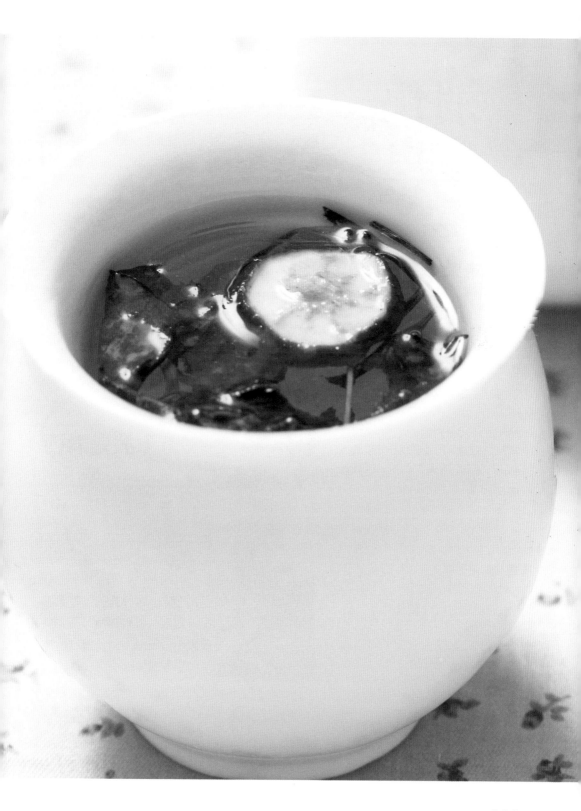

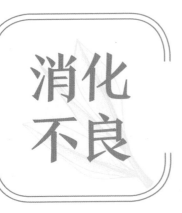

消化不良

饮食原则
- 饮食宜清淡、易消化
- 多吃富含多种维生素的食物
- 宜少食多餐
- 忌食生冷、刺激性食物
- 忌食油腻、不易消化的食物

洛神果茶　辅助调理消化不良

材料

| 玫瑰茄 | 玫瑰花 | 苹果果肉 |
| 5克 | 3克 | 30克 |

泡法
将苹果果肉切成薄片，然后将苹果片、玫瑰茄、玫瑰花一起放入杯中，倒入沸水，浸泡约5分钟即可。

不宜饮用人群
- 内热者
- 胃酸过多者

最佳饮用时间
- 消化不良时
- 气滞腹胀时
- 便秘时

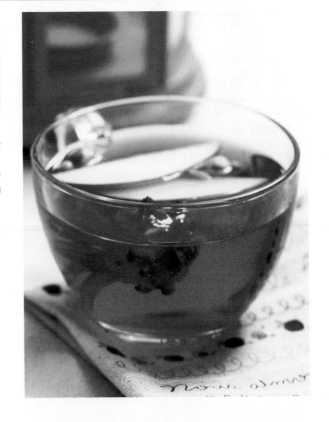

茶饮功效

玫瑰茄		玫瑰花		苹果		
富含有机酸，可促进消化	+	和脾健胃、理气解郁	+	有止泻、通便双向调理肠胃的作用	»	促消化、健脾胃

柠檬草茶 解腻，促消化

材料

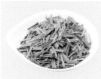

柠檬草10克

泡法

将柠檬草放入杯中，倒入沸水，盖盖子闷泡约5分钟即可。

不宜饮用人群

• 孕妇

最佳饮用时间

• 进食油腻饮食腹胀时
• 饮食失调导致腹泻时
• 脾虚食欲不佳时

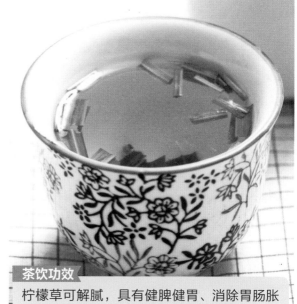

茶饮功效

柠檬草可解腻，具有健脾健胃、消除胃肠胀气的功效。这款茶饮有助于解腻、促消化。

月桂茶 开胃，助消化

材料

月桂叶（香叶）3克

泡法

将月桂叶放入杯中，倒入沸水，盖盖子闷泡约5分钟即可。

不宜饮用人群

• 孕妇　　• 哺乳期女性

最佳饮用时间

• 积食腹胀时　• 胃口不佳时
• 工作、学习压力大导致食欲不振时

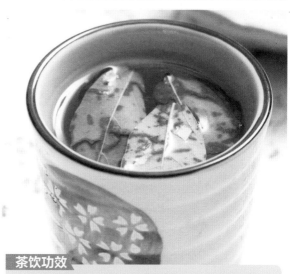

茶饮功效

月桂叶有特殊的香味，可开胃醒脾，帮助消化。这款茶饮有助于开胃、促消化。

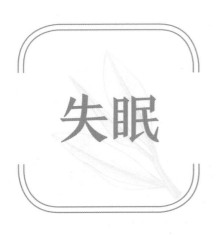

失眠

饮食原则

- 饮食宜清淡、易消化
- 多食用富含钙、镁、锌等矿物质的食物
- 多吃养血安神、镇静催眠的食物
- 忌睡前饮浓茶、咖啡
- 忌睡前饱食

酸枣仁茶　安神静心

材料

酸枣仁15克　　白糖少许

泡法

将酸枣仁碾碎，装入茶包，将茶包放入杯中，倒入沸水，盖盖子闷泡约10分钟，饮用时调入白糖即可。

不宜饮用人群

- 热性体质者

最佳饮用时间

- 心烦不眠时
- 神经衰弱无法入睡时

茶饮功效

这款茶饮可安神、静心、除烦，缓解神经衰弱、失眠。

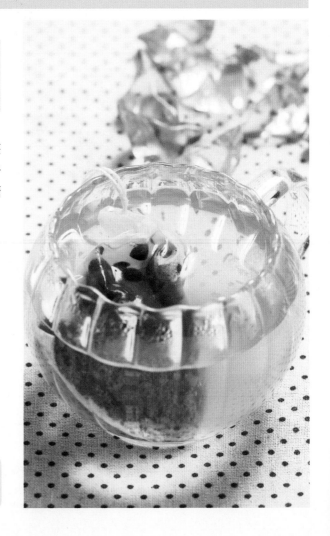

百合花茶 改善睡眠

材料

百合花5克

冰糖适量

泡法

将百合花、冰糖一起放入杯中，倒入沸水，浸泡约5分钟后，调匀味道即可。

不宜饮用人群

• 外感风寒咳嗽者
• 脾胃虚寒者

最佳饮用时间

• 睡眠不佳时　• 心烦不安时
• 有色斑、肤色暗沉时

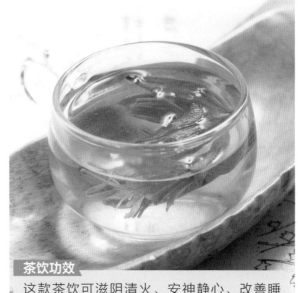

茶饮功效

这款茶饮可滋阴清火、安神静心、改善睡眠，有助于改善肤色暗沉、消除色斑。

勿忘我薰衣草茶 调节神经，改善睡眠

材料

勿忘我6克

薰衣草3克

泡法

将勿忘我、薰衣草一起放入杯中，倒入沸水，浸泡约5分钟即可。

不宜饮用人群

• 脾胃虚寒者　• 孕妇

最佳饮用时间

• 心烦不能入睡时
• 精神过于紧张时
• 睡眠质量不佳时

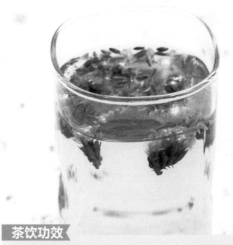

茶饮功效

勿忘我富含维生素，能调理人体的新陈代谢。薰衣草有镇静催眠作用。这款茶饮有助于调节神经，缓解失眠。

菩提甘菊茶 缓解紧张情绪，改善睡眠

材料

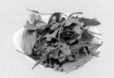
菩提叶5克

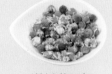
洋甘菊5克

泡法

将所有材料一起放入杯中，倒入沸水，盖盖子闷泡约10分钟即可。

不宜饮用人群

• 孕妇

最佳饮用时间

• 精神紧张时　• 失眠时

茶饮功效

菩提叶、洋甘菊均可安定心神，缓解因压力大而导致的睡眠不佳。这款茶饮有助于改善睡眠。

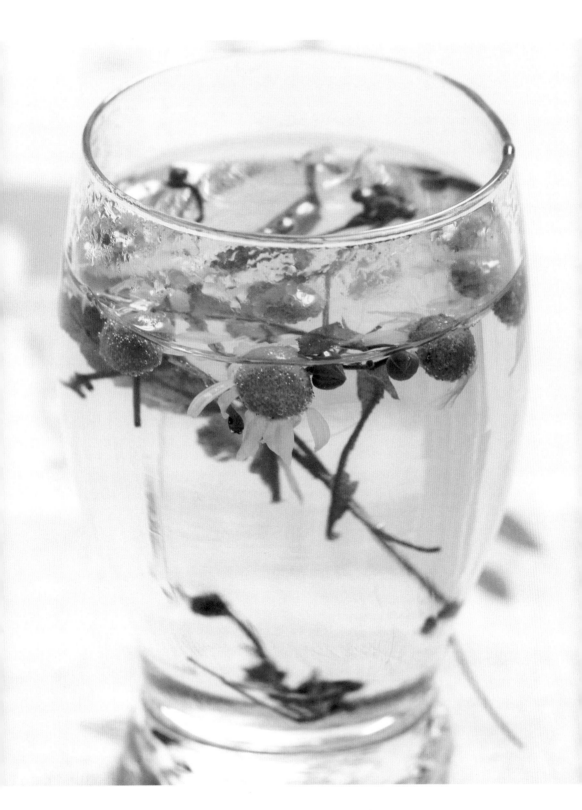

其他常见病症保健茶饮范例

须发早白	桑葚首乌茶	桑葚+制首乌
口腔溃疡	金银花蒲公英茶	金银花+蒲公英
遗精	苁蓉芡实茶	肉苁蓉+芡实
阳痿	牛膝肉桂茶	牛膝+肉桂
早泄	杞麦地黄参茶	枸杞子+麦冬+生地黄+太子参
前列腺增生	王不留行茶	王不留行+泽泻+绿茶
	通草牛膝茶	通草+牛膝
低血压	黄芪麦冬参茶	太子参+黄芪+麦冬
	黄芪茶	炙黄芪+升麻
心脏病	益母草山楂茶	益母草+山楂
颈椎病	益肾通络茶	仙灵脾+熟地黄+牛膝+葛根+全蝎
	黄芪二参茶	黄芪+党参+丹参+葛根
腰椎病	杜仲寄生茶	杜仲+桑寄生
骨质疏松	地乌山萸茶	地黄+制首乌+山萸肉
风湿性关节炎	牛膝桑枝茶	川牛膝+木瓜+桑枝+鸡血藤
痔疮	槐花茶	槐花+地黄
白内障	四子明目茶	菟丝子+沙苑子+枸杞子+女贞子
青光眼	决明子茶	决明子+夏枯草
胆结石	金钱草利胆茶	金钱草+郁金+鸡内金
胆囊炎	三黄柴胡凉血茶	黄芩+黄连+大黄+柴胡+丹参
脂肪肝	陈皮薏米茶	陈皮+半夏+薏米
慢性胃炎	石斛玉竹茶	石斛+玉竹+麦冬
胃、十二指肠溃疡	香附姜陈茶	香附+生姜+陈皮+乌贼骨
肝炎	板蓝大青叶茶	板蓝根+大青叶+金钱草
肾炎	防己黄芪茶	防己+炙黄芪+白术+茯苓+薏米
小便频数	芡实保健茶	芡实+白术+茯苓+菟丝子

女性专属茶饮

喝出好气色

美肤养颜

饮食原则
- 多吃富含维生素的新鲜蔬果
- 宜食用补气养血的食物
- 忌食辛辣、油腻食物

勿忘我玫瑰茶 消炎，美白

材料

勿忘我	玫瑰花	蜂蜜
5克	5克	适量

泡法

将勿忘我、玫瑰花放入杯中，倒入适量沸水，浸泡3～5分钟，凉至温热，调入蜂蜜即可。

不宜饮用人群
- 体质燥热者

最佳饮用时间
- 皮肤粗糙时
- 内分泌失调时

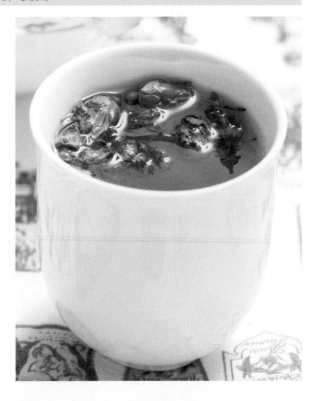

茶饮功效

勿忘我	玫瑰花	蜂蜜	
滋阴补肾，对预防粉刺、皮肤粗糙、雀斑等有较好的效果	+ 富含鞣酸，有助于改善内分泌失调，美容养颜	+ 富含果糖，可滋养肌肤	》 消炎、美白

月季花茶 活血润肤

材料

月季花
6克

泡法
将月季花放入杯中，倒入沸水，浸泡约3分钟即可。

不宜饮用人群
· 孕妇

最佳饮用时间
· 气血不通导致肤色暗沉时
· 肝气不疏导致胸腹疼痛时
· 气血失调导致月经紊乱时

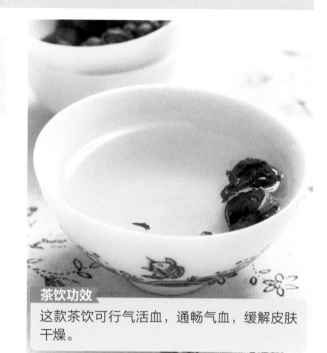

茶饮功效
这款茶饮可行气活血，通畅气血，缓解皮肤干燥。

罗兰美肤茶 润肤，防干燥

材料

紫罗兰　茉莉花　玫瑰花　金盏花
3克　　3克　　5克　　3克

泡法
将所有材料一起放入杯中，倒入沸水，浸泡3~5分钟即可。

不宜饮用人群
· 孕妇　　　　· 月经期女性

最佳饮用时间
· 有色斑时　　· 皮肤有炎症时
· 皮肤干燥、缺乏弹性时

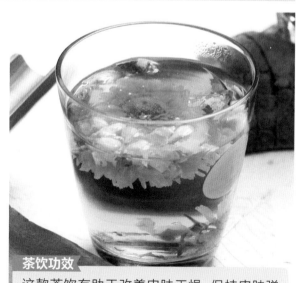

茶饮功效
这款茶饮有助于改善皮肤干燥，保持皮肤弹性，还有一定的消炎作用。

桃花百合柠檬茶 祛斑美白，延缓衰老

材料

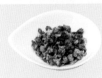
桃花3克

百合花5克

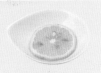
鲜柠檬片10克

泡法

将桃花、百合花、鲜柠檬片一起放入杯中，倒入沸水，浸泡约5分钟即可。

不宜饮用人群
- 孕妇
- 腹泻者

最佳饮用时间
- 有色斑时
- 皮肤暗沉时
- 便秘时

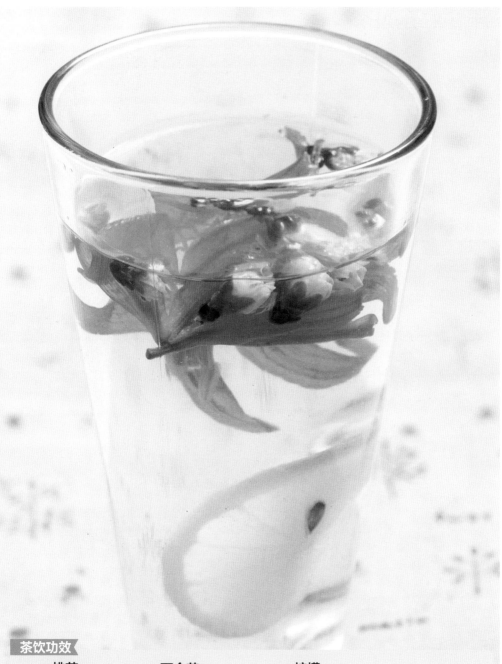

茶饮功效

桃花
有助于改善血液循环，促进肠道蠕动

+

百合花
清肝火，改善睡眠，改善皮肤粗糙

+

柠檬
含有多种维生素及有机酸，有助于抑制色素沉着

》

美白嫩肤、延缓皮肤衰老

洋甘菊养颜茶 镇静淡斑

材料

洋甘菊　紫罗兰　决明子
5克　　5克　　3克

泡法

将所有材料一起放入杯中，倒入沸水，盖盖子闷泡约5分钟即可。

不宜饮用人群

- 腹泻者
- 低血压患者
- 孕妇

最佳饮用时间

- 大便干结、便秘时
- 肝火旺、心烦不安时

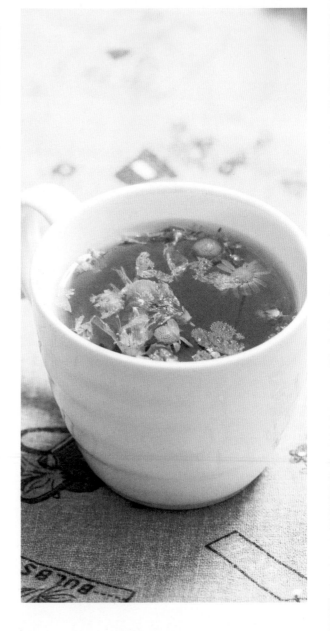

茶饮功效

洋甘菊		紫罗兰		决明子		
舒缓神经、改善睡眠、退肝火	＋	清热解毒、清火养颜、滋润皮肤	＋	清热祛燥、润肠通便	≫	清肠热、退肝火、润肠通便

红巧梅玫瑰美肤茶

材料

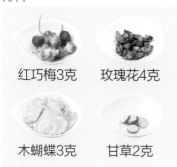

红巧梅3克　　玫瑰花4克

木蝴蝶3克　　甘草2克

泡法

将上述所有材料一起放入杯中，倒入沸水，盖盖子闷泡约5分钟即可。

不宜饮用人群

- 便秘者
- 孕妇

最佳饮用时间

- 脾胃功能不佳时
- 贫血时
- 内分泌紊乱时

 茶饮功效

红巧梅可调理内分泌，玫瑰花、木蝴蝶均可加速黑色素代谢，加上补脾益气的甘草，这款茶饮有助于补益气血、美白肌肤。

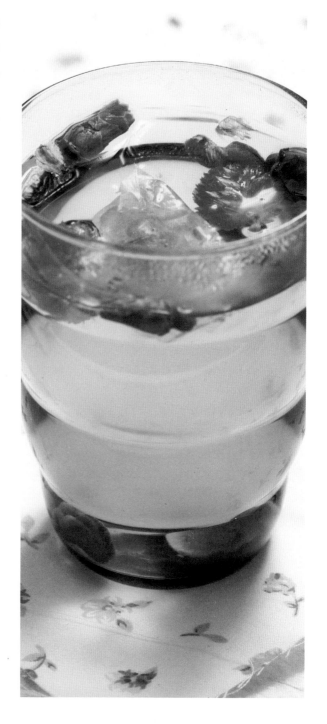

瘦身纤体

饮食原则
- 宜低油、低糖、低盐、高膳食纤维饮食
- 多吃利水祛湿、解油腻的食物
- 忌暴饮暴食
- 忌不吃主食

代代花瘦身茶　减脂，通便

材料

代代花	绿茶	蜂蜜
3克	3克	适量

泡法

1 将代代花、绿茶一起放入杯中，倒入沸水，浸泡约5分钟，滤取茶汤。

2 待茶水温热后调入蜂蜜即可。

不宜饮用人群
- 孕妇

最佳饮用时间
- 腹胀、腹痛时
- 新陈代谢较慢时
- 脾胃失调导致肥胖时

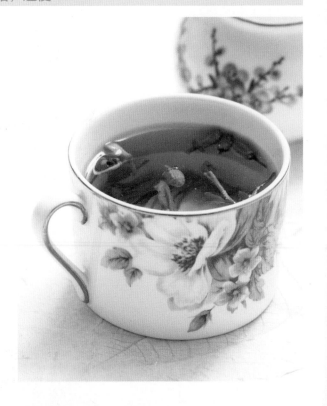

茶饮功效

代代花		绿茶		蜂蜜		
加速新陈代谢，减少脂肪堆积	+	生津止渴，利尿解乏，促进代谢，有助于消化，利于消脂	+	润肠通便	≫	可消脂通便，减少腹部脂肪堆积

决明子山楂减肥茶 减脂排毒

材料

| 决明子 | 山楂片 | 陈皮 | 甘草 |
| 15克 | 10克 | 5克 | 2克 |

泡法

将所有材料一起放入保温杯中，倒入沸水，盖盖子闷泡约10分钟即可。

不宜饮用人群

• 胃痛者 • 易腹泻者

最佳饮用时间

• 肠胃积食时 • 气滞腹胀时
• 长期便秘导致腹部肥胖时

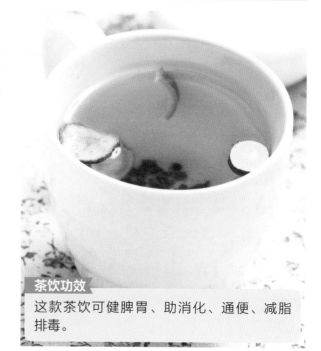

茶饮功效

这款茶饮可健脾胃、助消化、通便、减脂排毒。

马鞭草瘦腿茶 利水消肿

材料

| 柠檬草 | 马鞭草 | 迷迭香 |
| 5克 | 5克 | 5克 |

泡法

将所有材料一起放入杯中，倒入沸水，盖盖子闷泡10分钟左右即可。

不宜饮用人群

• 脾胃虚寒者 • 孕妇

最佳饮用时间

• 长时间站立时
• 双腿出现水肿时
• 久坐时

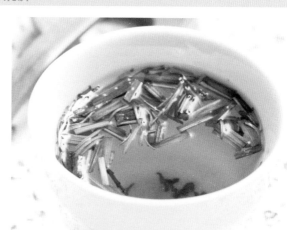

茶饮功效

这款茶饮有助于改善下半身水肿，消除体内多余水分，美化双腿曲线。

花叶减肥茶 减脂瘦身

材料

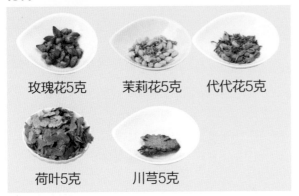

玫瑰花5克　　茉莉花5克　　代代花5克

荷叶5克　　　川芎5克

泡法

将所有材料一起放入茶壶中，倒入沸水，盖盖子闷泡约10分钟即可。

不宜饮用人群

• 无明显禁忌人群

最佳饮用时间

• 肥胖时
• 饮食油腻时
• 肠热大便干结时

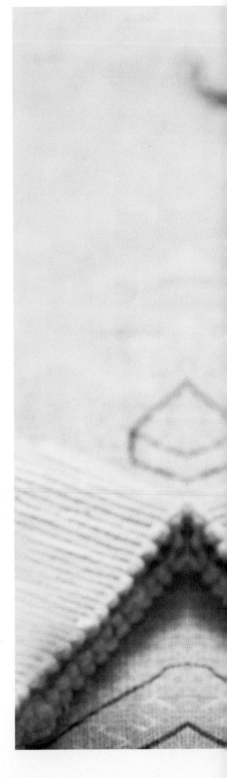

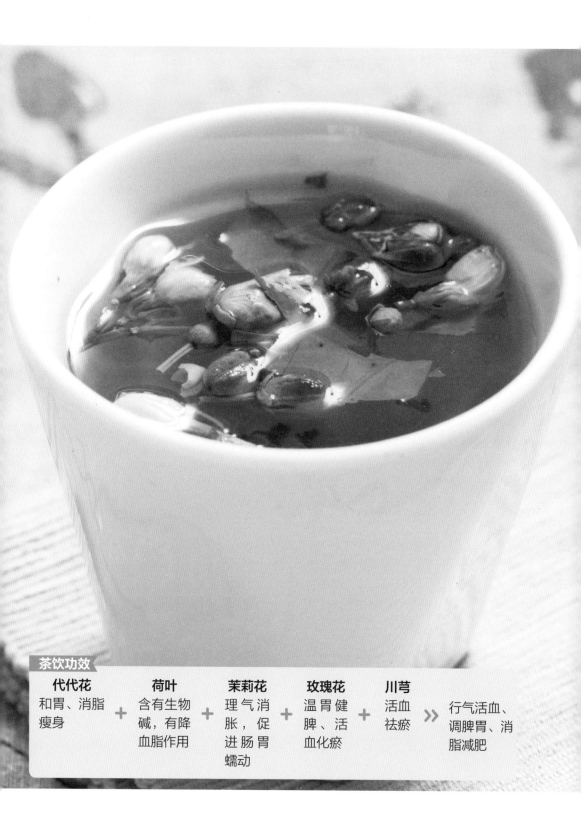

茶饮功效

代代花
和胃、消脂
瘦身

+

荷叶
含有生物
碱，有降
血脂作用

+

茉莉花
理气消
胀，促
进肠胃
蠕动

+

玫瑰花
温胃健
脾、活
血化瘀

+

川芎
活血
祛瘀

»

行气活血、
调脾胃、消
脂减肥

乌龙金银花减肥茶 消脂瘦身

材料

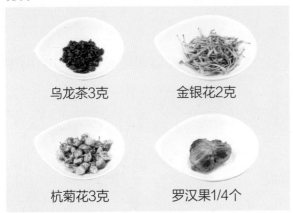

乌龙茶3克　　　　金银花2克

杭菊花3克　　　　罗汉果1/4个

泡法

将罗汉果拍碎，与其他材料一起放入杯中，倒入沸水，盖盖子闷泡约8分钟即可。

不宜饮用人群

• 无明显禁忌

最佳饮用时间

• 肥胖时

• 饮食太油腻时

• 肠热大便干结时

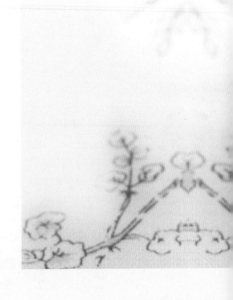

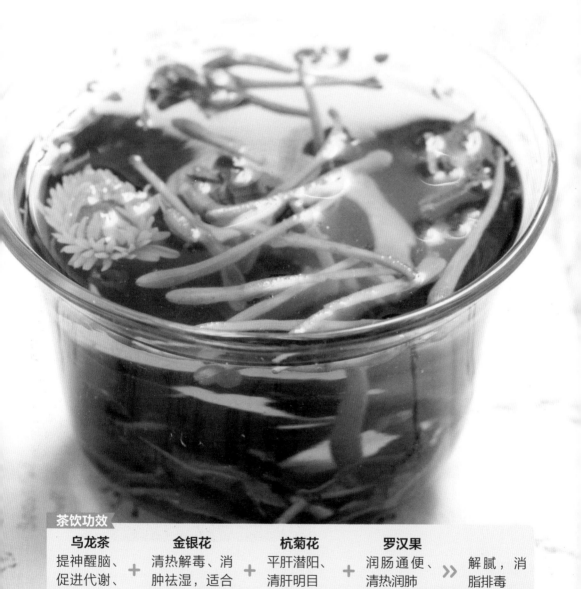

茶饮功效

乌龙茶		**金银花**		**杭菊花**		**罗汉果**		解腻，消
提神醒脑、	+	清热解毒、消	+	平肝潜阳、	+	润肠通便、	>>	脂排毒
促进代谢、		肿祛湿，适合		清肝明目		清热润肺		
解腻		阴虚内热型肥						
		胖者						

调理女性病

饮食原则

- 宜清淡饮食
- 宜多吃富含维生素、铁、钙的食物
- 多吃全麦食物和海带
- 少喝浓茶和咖啡，尤其是经期不要饮用
- 忌辛辣、刺激、生冷饮食

当归白芍茶　辅助调理月经不调

材料

当归10克　　白芍15克

泡法

将当归、白芍一起放入杯中，倒入沸水，盖盖子闷泡约15分钟即可。

不宜饮用人群

- 腹泻者
- 热盛出血者

最佳饮用时间

- 痛经时
- 闭经时
- 月经不调伴贫血时

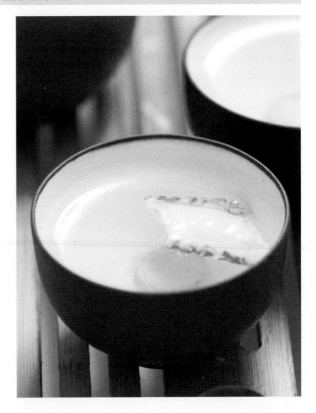

茶饮功效

当归		白芍		
补血行血、调经止痛	**+**	养肝养血	**»**	辅助调理月经不调，改善贫血症状

益母草生姜茶 祛瘀止痛

材料

益母草15克　生姜片10克

泡法

将益母草、生姜片一起放入锅中，倒入适量清水，大火烧沸后转小火煎煮约20分钟，滤取汤汁待温热即可。

不宜饮用人群

· 热盛者

最佳饮用时间

· 恶心、呕吐时　· 胃脘冷痛时
· 痛经伴行经有血块时

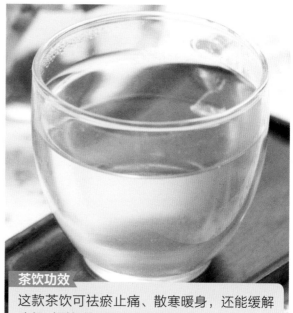

茶饮功效
这款茶饮可祛瘀止痛、散寒暖身，还能缓解痛经时引起的恶心、呕吐等症状。

白芍姜糖茶 缓解痛经

材料

白芍　　干姜片　红糖
9克　　3克　　适量

泡法

将所有材料一起放入杯中，倒入沸水，盖盖子闷泡约15分钟，调匀即可。

不宜饮用人群

· 糖尿病患者

最佳饮用时间

· 胃寒疼痛时
· 痛经伴行经有血块时

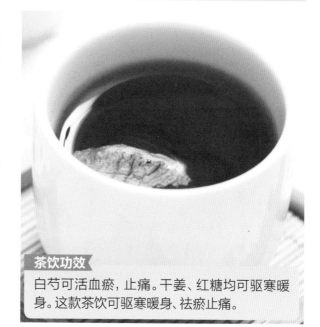

茶饮功效
白芍可活血瘀，止痛。干姜、红糖均可驱寒暖身。这款茶饮可驱寒暖身、祛瘀止痛。

益母玫瑰茶 活血调经

材料

益母草5克　玫瑰花10克

泡法

将益母草、玫瑰花一起放入杯中，倒入沸水，浸泡约5分钟即可。

不宜饮用人群

• 肾虚者

最佳饮用时间

• 气血不足时　　• 月经量过多时
• 月经不调伴痛经时

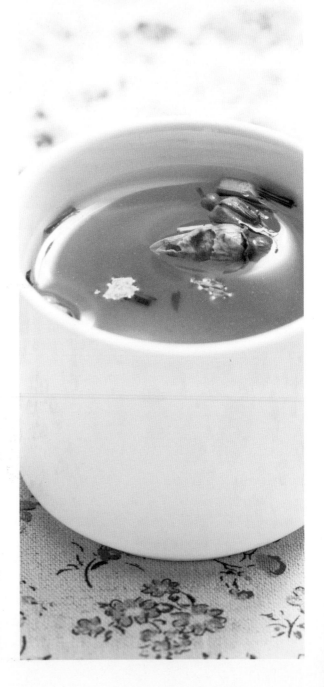

—— Tips ——

益母草不仅是妇科良药，外用还有美容功效。将益母草干品研为末，调入黄瓜汁以及少许蜂蜜，调匀，每天晚上洗脸后敷面，干后洗去，有较好的抗炎祛痘作用。

茶饮功效

益母草可以活血祛瘀、止痛调经，玫瑰花不仅可以补气血，还可以行气活血、散瘀。这款茶饮有助于活血调经。

冬瓜子茶 缓解湿热型白带增多

材料

干冬瓜子
15克

泡法

1 将干冬瓜子放入锅中，倒入适量清水，大火烧沸后，小火煎煮约20分钟。

2 待茶汤温热后即可。一般可每日2次，连服5~7日。

不宜饮用人群

• 脾胃虚寒者　　• 腹泻者

最佳饮用时间

• 湿热型白带增多时

• 出现水肿时

• 白带增多伴外阴瘙痒时

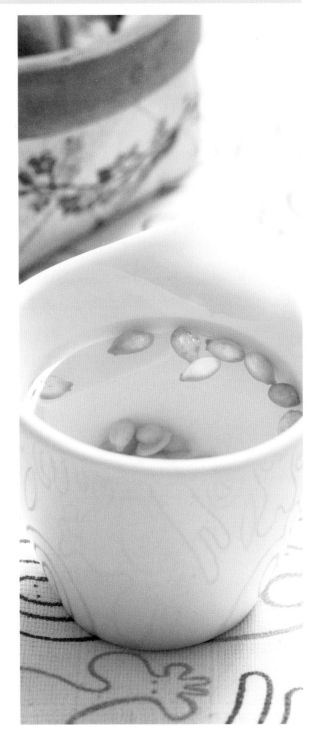

茶饮功效

这款茶饮具有清利湿热的功效，对湿热型白带增多有较好的效果。

其他适合女性饮用的保健茶饮范例

更年期综合征	金线莲红花茶	金线莲+洋甘菊+藏红花+薰衣草
	菟丝子女贞茶	菟丝子+女贞子
乳腺炎	金线莲蒲公英茶	金线莲+蒲公英+九节茶+川七+爵床+乌龙茶
	蒲公英郁金茶	川七+郁金香+白芷+蒲公英
妇科崩漏	卷柏茶	卷柏
白带异常	茯苓菟丝子茶	菟丝子+芡实+茯苓+枸杞子
	藕汁鸡冠花茶	莲藕+鸡冠花+红糖
子宫肌瘤	郁金川七茶	郁金+川七+藏红花+川芎+白芍+红茶
子宫下垂	玫瑰升麻茶	玫瑰花+升麻+地耳草+西洋参+红茶
不孕	菟丝子茶	菟丝子+红糖
妊娠呕吐	苏叶生姜茶	紫苏叶+生姜
产后缺乳	通乳茶	通草+木瓜
产后恶露不尽	红花茶	红花+荷叶+蒲黄+当归
妊娠水肿	茯苓白术茶	茯苓+黄芪+白术
胎动不安	柠檬茶	鲜柠檬+白糖
	白术砂仁茶	白术+砂仁
抗衰老	洋参杏仁茶	杏仁+芝麻+西洋参+川七+牛奶+蜂蜜
骨质疏松	杜仲桑寄生茶	杜仲+桑寄生+枸杞子
抗衰润肤	党参红花润肤茶	党参+麦冬+藏红花
控油祛痘	人参花绿茶	人参花+柠檬草+绿茶
养发护发	首乌阿胶茶	制首乌+阿胶
呵护敏感肌肤	薰衣草芦荟润肤茶	薰衣草+桂花+芦荟
皮炎湿疹	甘草抗过敏花茶	甘草+金盏花+蒲公英

Part

6

四季茶饮
顺时养生促健康

春季
温补养阳

饮食原则
- 多食用蔬菜、水果等富含维生素的食物
- 少食酸味食物
- 忌食生冷、油腻食物

金银茉莉茶　利咽，防感冒

材料

金银花	茉莉花	白糖
10克	5克	适量

泡法

1 将金银花、茉莉花一起放入杯中，倒入沸水，盖盖子闷泡约5分钟。

2 加入白糖调匀即可。

不宜饮用人群
- 脾胃虚寒者　　• 月经期女性

最佳饮用时间
- 咽喉不适时
- 感冒咳嗽、痰多时
- 胸腹胀痛时

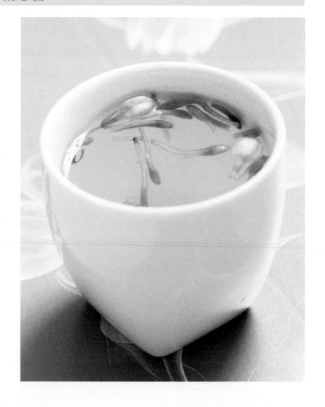

茶饮功效

金银花		**茉莉花**		
清热解毒、疏利咽喉	+	含挥发油，有行气止痛、解郁散结的作用	>>	可解毒化湿、利咽护胃，有助于预防春季病毒性感冒、急慢性扁桃体炎

柠檬薰衣草茶　提神醒脑，缓解春困

材料

柠檬1片（干品、　薰衣草3克
鲜品均可）

泡法

将柠檬片、薰衣草一起放入杯中，
倒入沸水，浸泡约3分钟即可。

不宜饮用人群
· 孕妇　　　　· 低血压患者

最佳饮用时间
· 午后疲劳时
· 情绪紧张时

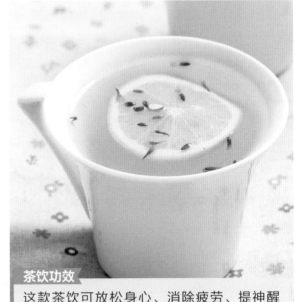

茶饮功效

这款茶饮可放松身心、消除疲劳、提神醒
脑、舒缓情绪、利尿排毒、缓解春困。

茉莉花茶　镇静解压

材料

茉莉花茶
3克

泡法

将茉莉花茶放杯中，倒入沸水浸
泡约3分钟即可。第二次泡饮，
冲泡时间可延至5分钟。

不宜饮用人群
· 内热盛、便秘者

最佳饮用时间
· 疲劳、头晕时
· 胸腹胀痛、腹泻时

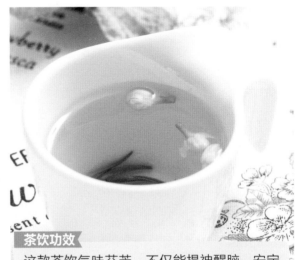

茶饮功效

这款茶饮气味芬芳，不仅能提神醒脑、安定
情绪、纾解郁闷，而且对腹泻、腹痛有一定
的缓解作用。

夏季防暑凉茶

▌酸梅汤　消暑止渴，解腻消食

材料

| 山楂片 20克 | 乌梅 6颗 | 玫瑰茄 8克 |

甘草8克　陈皮4克　蜂蜜适量

泡法

1 将除蜂蜜之外的所有材料放入锅中，倒入清水1000毫升，大火烧沸后转小火煎煮约20分钟。

2 滤出料渣，待茶汤温热时加入蜂蜜，调匀即可。

不宜饮用人群
- 风寒咳嗽者　·产妇

最佳饮用时间
- 咽干口渴时　·进食油腻饮食后

茶饮功效

山楂、乌梅	**玫瑰茄**	
味酸，有生津止渴、消食健胃的作用 +	清热解暑、促进消化、解毒、解酒 ≫	消暑解渴、解腻消食

荷叶除湿茶 改善便秘，减脂瘦身，利湿

材料

荷叶 8克　　干冬瓜皮 10克　　枸杞子 15克

泡法

1. 将荷叶、干冬瓜皮、枸杞子择洗干净，一同放入杯中，倒入沸水，浸泡30~60秒后倒去茶汤，先洗一遍茶。

2. 接着再倒入沸水，闷泡约5分钟即可。

不宜饮用人群

- 脾虚者
- 肾功能不佳者

最佳饮用时间

- 暑热口渴时
- 便秘时

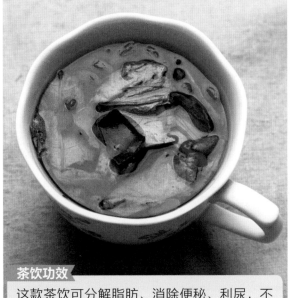

茶饮功效

这款茶饮可分解脂肪、消除便秘、利尿，不仅健脾胃，解暑祛湿，还可降脂减肥。

金银花清热祛湿茶 清热解毒，祛湿

材料

金银花10克　　白糖适量

泡法

将金银花、白糖放入杯中，倒入沸水，盖盖子闷泡约5分钟，调匀即可。

不宜饮用人群

- 女性月经期
- 脾胃虚寒者
- 糖尿病患者

最佳饮用时间

- 暑热难耐时
- 咽干口渴时

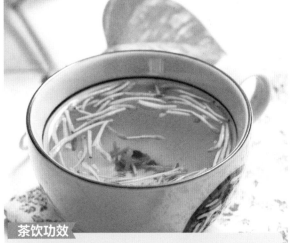

茶饮功效

这款茶饮具有清热去火、通络解毒、润肺化痰的功效，适合炎热的夏季和干燥的秋季饮用。

罗汉果薄荷凉茶 清热利咽，止咳护嗓

材料

罗汉果1/4个

薄荷叶3克

泡法

1 罗汉果去壳，取瓤，拍碎。

2 将罗汉果、薄荷叶一起放入杯中，倒入沸水，盖盖子闷泡约5分钟即可。

不宜饮用人群

· 脾胃虚寒者

最佳饮用时间

· 肺热咳嗽时

· 咽喉痒痛时

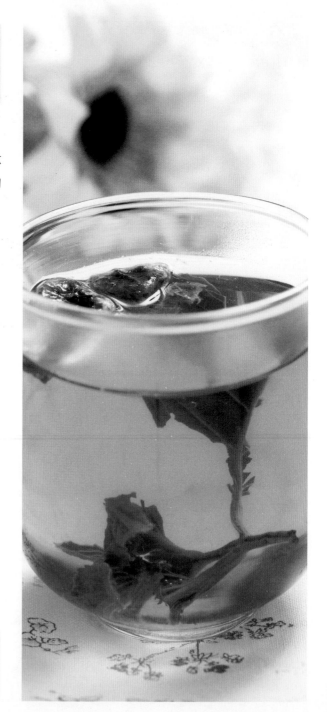

茶饮功效

这款茶饮可缓解夏日肺热燥咳、咽痛失音、肠燥便秘等症状。

胡萝卜马蹄凉茶 解暑热烦渴，消食除积

材料

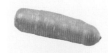
胡萝卜
1根

马蹄（荸荠）
50克

泡法

1 将胡萝卜、马蹄洗净，去皮，切成小块。

2 将胡萝卜块、马蹄块一起放入锅中，倒入适量清水，大火烧沸后，小火煎煮20分钟左右即可。

不宜饮用人群

·脾肾虚寒者 ·血瘀者

最佳饮用时间

·积食时 ·暑热烦渴时

茶饮功效

胡萝卜可清热解毒、健胃消食、生津止渴；马蹄可清热利尿、凉血解毒、养阴生津。这款茶饮有助于解暑消烦、消食除积。

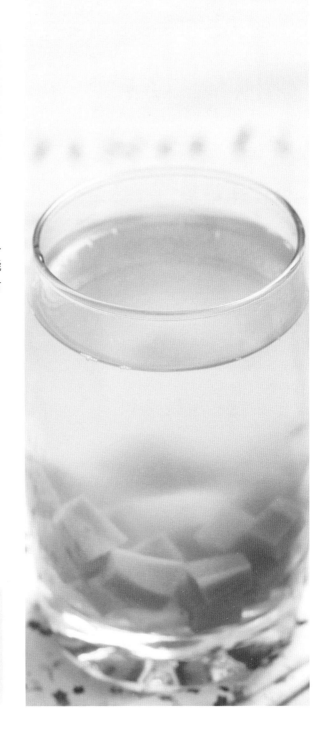

秋季滋阴润燥

饮食原则
- 多吃养阴润燥的蔬果
- 多饮水
- 忌暴饮暴食
- 忌过食生冷食物

杏仁桂花茶 祛燥润肺

材料

南杏仁
6克

桂花
3克

泡法

将南杏仁拍碎，与桂花一起放入杯中，倒入沸水，浸泡约8分钟即可。

不宜饮用人群
- 实热体质者
- 阴虚咳嗽者

最佳饮用时间
- 咽干舌燥时
- 声音沙哑时
- 燥热便秘时

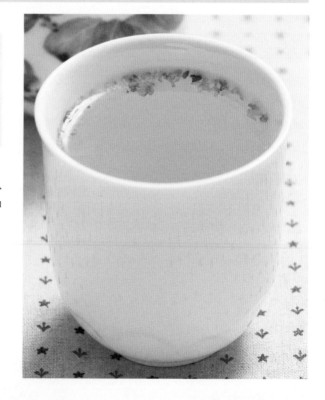

茶饮功效

南杏仁	桂花	
富含蛋白质、植物脂肪，有润燥补肺、滋养肌肤的作用	+ 散寒破结、化痰止咳、解郁除烦	» 缓解秋燥引起的咳喘、声音沙哑，对缓解便秘也有益

雪梨百合冰糖饮 润肺止咳，安神除烦

材料

雪梨
1个

百合
10克

冰糖
适量

泡法

1 雪梨洗净，去皮，切小块；百合洗净，泡20分钟。

2 锅内加适量清水，倒入雪梨块、百合、冰糖，大火烧沸，转小火煮至百合软烂，离火即可。

不宜饮用人群
• 脾胃虚寒者　　• 腹部冷痛者

最佳饮用时间
• 肺燥咳嗽时　　• 口干咽燥时
• 风热感冒时　　• 心烦不眠时

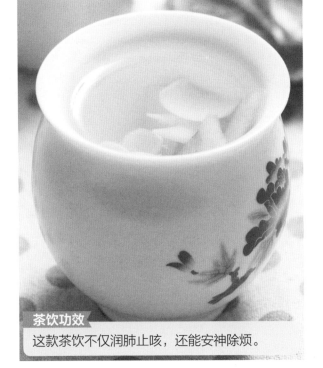

茶饮功效
这款茶饮不仅润肺止咳，还能安神除烦。

铁观音茶 生津润喉

材料

铁观音
8克

泡法

将铁观音放入茶壶中，倒入沸水，第一遍水倒入后迅速倒出，不饮用；第二遍倒入沸水，泡3分钟左右即可。

不宜饮用人群
• 胃溃疡患者

最佳饮用时间
• 口干咽燥时　　• 工作间隙

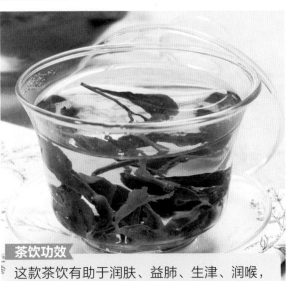

茶饮功效
这款茶饮有助于润肤、益肺、生津、润喉，清除体内余热，非常适合干燥的秋天饮用。

蜂蜜柚子茶 润燥化痰，健胃

材料

柚子　　　　　蜂蜜　　　　冰糖
1个（1000克）　500克　　　适量

泡法

1　将柚子剖开，取出果肉备用；将柚子皮用清水冲净。

2　用刀削取柚子的黄色外皮。

3　将切好的柚子黄色外皮用盐反复用力揉搓，以去除其中的苦味，再用清水冲净。这一步可反复进行。

4　为了进一步去掉柚子皮的苦味，可将洗好的柚子皮放入锅中，倒入适量清水，大火烧沸后转小火煮10分钟，捞出柚子皮，控干，切成细丝。

5　将柚子果肉放入搅拌机中搅拌成果泥。

6　把柚皮丝和果泥一起放入干净无油的锅中，加适量清水和冰糖，用中小火熬1~2小时，熬至黏稠，呈金黄透亮状即可离火。

7　待温热时加入蜂蜜，搅拌均匀后即为柚子茶。

8　将做好的柚子茶装入密封容器中，放入冰箱冷藏。想喝的时候只需挖2~3勺柚子茶，再倒入适量温水，调匀即可。

不宜饮用人群

• 糖尿病患者

最佳饮用时间

• 肺热咳嗽时　　• 食欲不佳时

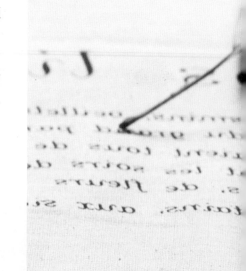

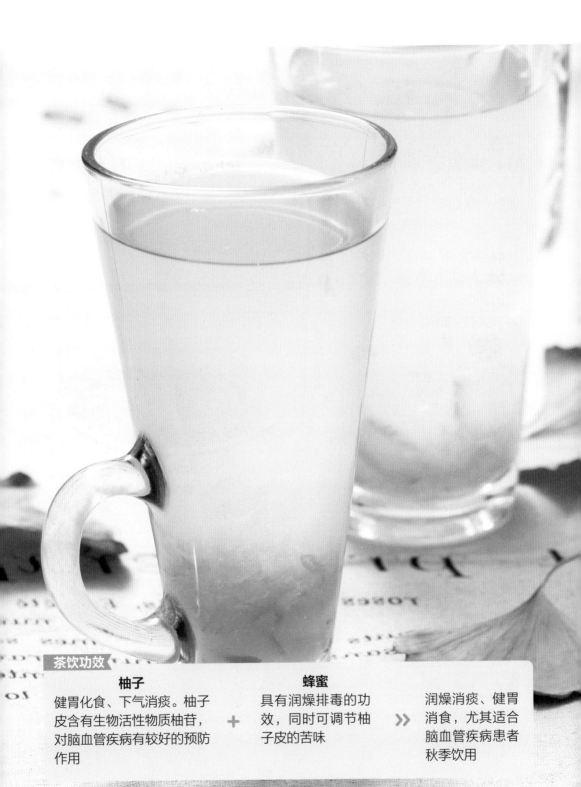

茶饮功效

柚子
健胃化食、下气消痰。柚子皮含有生物活性物质柚苷，对脑血管疾病有较好的预防作用

+

蜂蜜
具有润燥排毒的功效，同时可调节柚子皮的苦味

》》

润燥消痰、健胃消食，尤其适合脑血管疾病患者秋季饮用

冬季
防寒祛寒

饮食原则
- 多吃富含优质蛋白质的食物
- 多吃富含矿物质以及维生素B$_2$、维生素A、维生素C的食物
- 忌多食黏硬、生冷食物

▍紫苏甜姜茶　驱寒暖身，健胃补血

材料

紫苏叶	生姜片	红糖
5克	10克	适量

泡法

将紫苏叶、生姜片、红糖一起放入杯中，倒入沸水，盖盖子闷泡约3分钟即可。

不宜饮用人群
- 阴虚内热者
- 气虚体质者
- 风热感冒者

最佳饮用时间
- 在寒冷的户外停留较长时间后
- 风寒感冒初期

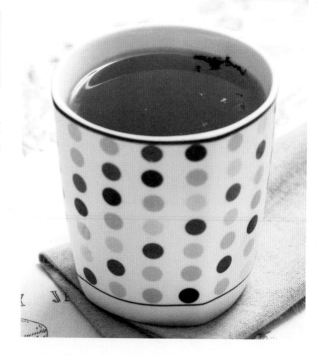

茶饮功效

紫苏叶		生姜		红糖	
口感辛辣，有发汗作用，可以解表散寒、行气和胃	+	具有温肺散寒的作用，可解表散寒、开宣肺气	+	可益气养血、散寒化瘀、健脾暖胃	≫ 可以驱寒暖身、健胃养胃，还能缓解风寒感冒

黄芪红枣茶 健脾益气，调理气血两亏

材料

黄芪3克　　红枣3枚

泡法

1 红枣用温水泡发洗净，去核，取枣肉。

2 黄芪和枣肉一起放入杯中，倒入沸水，浸泡约10分钟即可。

不宜饮用人群

· 阴虚阳亢者　· 腹胀气滞者

· 便秘者

最佳饮用时间

· 气虚乏力时　· 气血两亏时

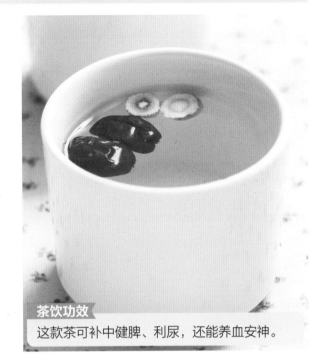

茶饮功效

这款茶可补中健脾、利尿，还能养血安神。

大红袍茶 健胃消食解腻

材料

大红袍
5克

泡法

用沸水温烫茶具，投入茶叶，倒入沸水，然后即刻倒出不用。第二次倒入沸水后浸泡3分钟左右即可。

不宜饮用人群

· 神经衰弱者　· 孕妇

最佳饮用时间

· 进食油腻食物后

· 血脂较高时

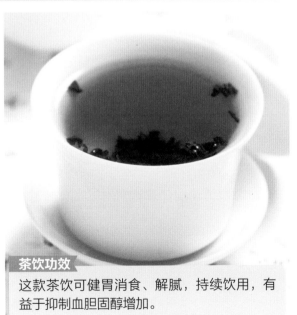

茶饮功效

这款茶饮可健胃消食、解腻，持续饮用，有益于抑制血胆固醇增加。

其他适合不同季节饮用的健康茶饮范例

季节	功效	茶名	配方
春季	补气	玫瑰补气茶	玫瑰花+西洋参+红枣
	补血养心	玫瑰花生奶茶	玫瑰花+红皮花生+牛奶
	补心脾	核桃桂圆红茶	核桃仁+红茶+桂圆肉+红枣
	润肺养肝	菊花罗汉果茶	菊花+罗汉果
	抗菌消炎	梅花玫瑰茶	梅花+玫瑰花+柠檬草+蜂蜜
	缓解春困	薄荷菊花茶	薄荷叶+菊花
	疏肝养胃	茴香茶	小茴香+柠檬草+玫瑰花
夏季	凉血解暑	茅根茶	白茅根+绿茶
	清热祛湿	薄荷竹叶茶	薄荷+淡竹叶+车前草
	化湿理气	薄荷藿香绿茶	薄荷+藿香+绿茶
	清热泻火	银花茶	金银花+菊花+胖大海
	解暑热	西瓜翠衣消暑茶	鲜西瓜皮+鲜茅根
	行气安神	玫瑰香蜂茶	玫瑰花+香蜂草
秋季	清热滋阴	银耳红枣茶	银耳+红枣+冰糖
	滋阴润燥	二冬茶	天冬+麦冬
	清热化痰	冬花枇杷茶	款冬花+枇杷叶+蜂蜜
	利咽润喉	荸荠茶	鲜荸荠+绿茶
	清热顺气	萝卜茶	白萝卜+绿茶
	补肾安神	五味子养心茶	五味子+松子仁
冬季	补肾养肝	菟丝子茶	菟丝子+红糖
	温中散寒	良姜茴香红茶	高良姜+小茴香+红枣+红茶
	活血调经	红花三七花茶	红花+三七花
	调理脾胃	参桂红茶	人参+肉桂+黄芪+甘草+红茶
	改善心脏功能	丹参绿茶	丹参+绿茶

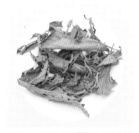

甜菊叶

功效 养阴生津, 有助于控血糖、降血压。

适宜人群 糖尿病患者、高血压患者、肥胖者。

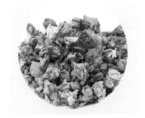

桃花

功效 改善血液循环, 凉血解毒, 还能润肠通便、润肤养颜。

适宜人群 便秘者、肥胖者、肤色暗沉者。

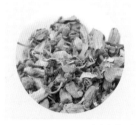

代代花

功效 疏肝和胃、理气解郁、止痛, 有助于减少脂肪堆积。

适宜人群 呕吐者、脘腹胀痛者及脾胃失调导致肥胖者。

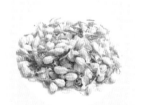

茉莉花

功效 理气消胀、消肿止痛、温中和胃、清热解毒、安神除烦。

适宜人群 目赤者、皮肤溃烂及腹胀腹痛者。

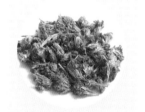

勿忘我

功效 清心除烦、养阴补肾, 有助于清热解毒, 延缓细胞衰老。

适宜人群 皮肤有色斑者、心烦不安者、睡眠不佳者及大便干结者。

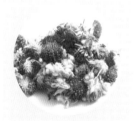

千日红

功效 清肝明目、消肿散结、祛痰止咳、利尿降压, 有助于减肥瘦身、美白肌肤。

适宜人群 慢性或喘息性支气管炎患者。

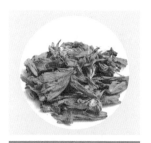

百合花

功效 滋阴清火、润肺止咳、静心安神,改善肤色粗糙、暗沉,减轻色斑。

适宜人群 肺热咳嗽者、心烦不安者、睡眠不佳者及皮肤粗糙有色斑者。

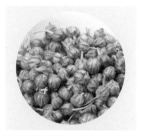

野菊花

功效 清热解毒、消肿,还可去肝火,对心血管系统也有一定的保健作用。

适宜人群 咽喉肿痛、目赤肿痛者及高血压患者。

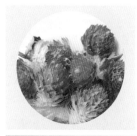

红巧梅

功效 解郁降火、健脾胃、调节内分泌,有助于通经络、调气血、活血养颜、消炎除斑。

适宜人群 内分泌紊乱引起的黄褐斑、雀斑、肝斑、色斑、暗疮患者。

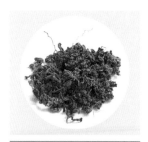

绞股蓝

功效 降血脂、降血压、控血糖,有助于抑制血栓,还能安神、消除疲劳、改善便秘。

适宜人群 高血压患者、血脂高者、糖尿病患者。

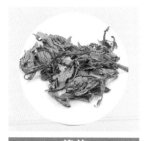

薄荷

功效 散风热、发汗、消炎止痛、杀菌抗菌、利咽透疹。

适宜人群 流行性感冒患者、咽喉疼痛者、牙床肿痛者。

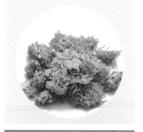

金盏花

功效 清热泻火、抗菌消炎、止血、促进消化,对消化系统溃疡有辅助治疗作用。

适宜人群 胃溃疡患者、肝火旺盛者。

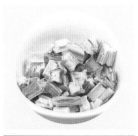

益母草

功效 活血调经、祛瘀止痛、利尿消肿，有助于改善心血管功能，增强机体免疫力。

适宜人群 月经不调者、痛经者、闭经者、恶露不尽者。

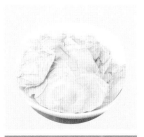

木蝴蝶

功效 清肺热、利咽喉、促进人体新陈代谢、延缓细胞衰老。

适宜人群 肺热咳嗽者、咽喉疼痛者及皮肤长斑者。

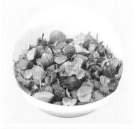

合欢花

功效 解郁安神、宁神静心、明目，有助于理气开胃、活络止痛。

适宜人群 神经衰弱者、失眠健忘者、有眼疾者。

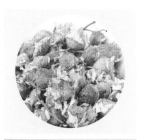

洋甘菊

功效 舒缓神经、缓解压力、安眠、消除烦躁情绪。

适宜人群 精神紧张者、睡眠不佳者、头痛者及发热感冒引起的肌肉疼痛者。

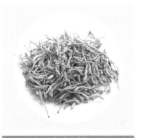

金银花

功效 清热解毒、散风热，能消炎抗菌、止痢。

适宜人群 咽喉肿痛者、风热感冒者、痢疾腹泻者。

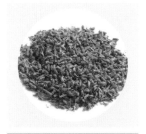

薰衣草

功效 舒缓紧张情绪、镇定安神、催眠，还有一定的调节皮肤油脂分泌、消炎修复的作用。

适宜人群 情绪紧张者、神经衰弱失眠者、油性皮肤者。

药草茶

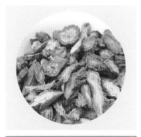

丹参

功效 活血化瘀、凉血消肿、养血安神，有助于改善心肌缺血。

适宜人群 心血管疾病患者、月经不调者、经闭者及痛经者。

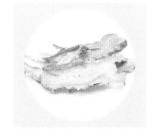

当归

功效 通经活络、调经止痛。

适宜人群 月经不调者、经闭者、痛经者、虚寒腹痛者、贫血者及眩晕心悸者。

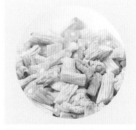

党参

功效 补中益气、生津养血，还有助于调控血压。

适宜人群 易倦怠乏力者及气血两亏者。

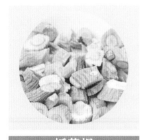

板蓝根

功效 清热解毒、凉血利咽、抗病菌，有助于预防流行性感冒。

适宜人群 易感冒者、肝炎患者及流行性腮腺炎患者。

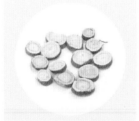

甘草

功效 益气补中、解毒、润肺止咳、缓急止痛，缓解乏力发热、咳嗽、心悸等不适。

适宜人群 肺热咳嗽者、咽喉肿痛者、脾胃功能不佳者。

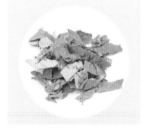

荷叶

功效 清暑利湿、清热解毒、凉血止血、降血脂、减肥瘦身、润肠通便。

适宜人群 血脂高者、肥胖者。

花草茶

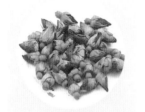

玫瑰花

功效 美容养颜、通经活络，有助于疏肝解郁、调和肝脾、理气和胃。

适宜人群 皮肤粗糙者、贫血者及体质虚弱者。

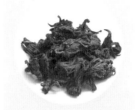

玫瑰茄

功效 平肝降火、清热消炎、美容养颜，对改善心脏病、高血压、动脉硬化等有一定作用。

适宜人群 皮肤长斑者、血脂高者、高血压患者及动脉硬化患者。

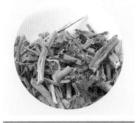

马鞭草

功效 清热解毒、活血散瘀、利水消肿，还具有一定的抗菌消炎、止痛作用。

适宜人群 尿道感染者、腹泻者、咽喉肿痛者及下肢水肿者。

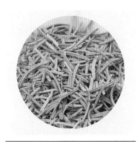

迷迭香

功效 提神，改善头痛，增强记忆力，有助于强化肝功能、控血糖。

适宜人群 头痛者及记忆力不佳者。

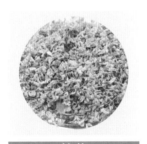

桂花

功效 舒缓神经、养心安神、醒脾开胃，有助于清新口气、治口臭、美白肌肤。

适宜人群 口臭者、胃肠不适者、皮肤长斑者及心烦紧张者。

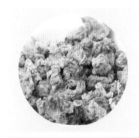

杭白菊

功效 散风清热、解毒消炎、清肝明目、安神除烦，对改善高血压、偏头痛、急性结膜炎引起的不适症状有一定作用。

适宜人群 结膜炎患者、高血压患者、偏头痛患者及工作压力大者。

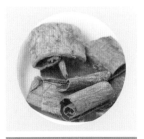

杜仲

功效 补肝肾、抗衰老、强筋骨，还可抗菌消炎镇静、催眠、稳控血压。

适宜人群 高血压患者、慢性肾脏疾病患者及慢性炎症患者。

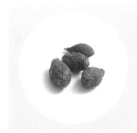

胖大海

功效 清热解毒、润肺利咽、润肠通便，还有一定的稳控血压作用。

适宜人群 咽喉肿痛者、急性扁桃体炎患者及大便干结者。

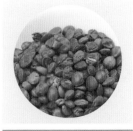

酸枣仁

功效 镇静、安神、养心除烦，还可养阴敛汗，缓解自汗、盗汗症状。

适宜人群 心烦不安者、失眠者及体虚多汗者。

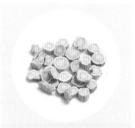

黄芪

功效 补气固表、安胎益血，还可降血压、降血脂、抗菌。

适宜人群 水肿者、气血两虚者、气虚易出汗者及肺气虚咳喘者。

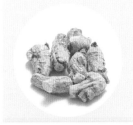

西洋参

功效 滋阴补气、宁神益智、清热生津、消除疲劳，还可保护心血管系统。

适宜人群 烦躁失眠者、记忆力衰退者及工作压力大者。

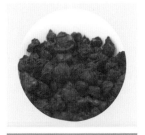

五味子

功效 补气、补肾、宁心、敛肺、收汗，有助于提高免疫力。

适宜人群 心悸失眠者、体虚汗多者、糖尿病患者、遗尿尿频者、滑精者。

传统茶类

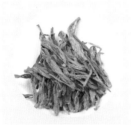

太平猴魁（绿茶）

功效 提神醒脑、消除疲劳、利尿，具有抗菌、抑菌作用，有助于降血脂、防辐射、保护眼睛。

适宜人群 腹泻者、工作疲劳者以及长期使用电脑者。

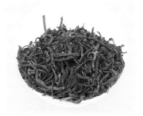

祁门红茶（红茶）

功效 暖胃养胃、调理肠道、提神解乏，对调节血糖、血压、血脂有一定作用。

适宜人群 消化不良者、胃寒者、糖尿病患者、高血压患者以及血脂高者。

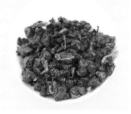

铁观音（乌龙茶）

功效 具有较好的解腻降脂作用，有助于减肥、抗氧化、防衰老。

适宜人群 血脂高者、肥胖者。

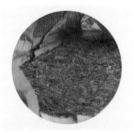

安化黑茶（黑茶）

功效 降血脂，有助于抑制动脉硬化、降血压。此外，还能调理糖代谢和脂代谢。

适宜人群 高血压患者、血脂高者、肥胖者及糖尿病患者。

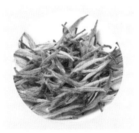

白毫银针（白茶）

功效 抗辐射、抗氧化；有助于降血压、降血脂、控血糖，还可养心、养肝、明目、养颜。

适宜人群 高血压患者、血脂异常者、糖尿病患者。

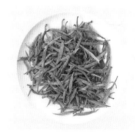

君山银针（黄茶）

功效 消除疲劳、提神醒脑、健胃消食、利尿明目，同时有助于减肥瘦身，还有一定的杀菌消炎、抗氧化功效。

适宜人群 消化不良者、肥胖者及工作压力大者。

五谷蔬果茶

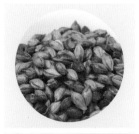

大麦茶

功效 消积化食、疏肝理气、暖肠胃、清热止渴。

适宜人群 消化不良者及舌燥口干者。

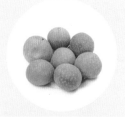

桂圆

功效 补益安神、健脾养心,有助于养血养颜、润肤美容。

适宜人群 失眠多梦者、贫血者、大便稀溏者及皮肤干燥无光泽者。

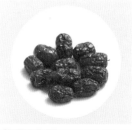

红枣

功效 补脾益气、养血安神。

适宜人群 气血虚型高血压患者、贫血者、病后恢复者。

白萝卜

功效 消积化食、疏肝理气、清热止渴、祛痰止咳。

适宜人群 消化不良者、肺热咳嗽者、积食腹胀者。

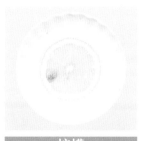

柠檬

功效 生津止渴、祛暑、和胃安胎、消食化痰。

适宜人群 胃热伤津者、肺燥咳嗽者、中暑者、食欲不振者。

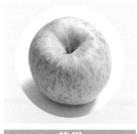

苹果

功效 润肠通便、收敛止泻,有助于降脂降压。

适宜人群 大便干结者、轻度腹泻者、高血压患者及血脂高者。